耳疾病与

CT

Ear
disease
and CT
2nd edition

第2版

耳疾病与 CT

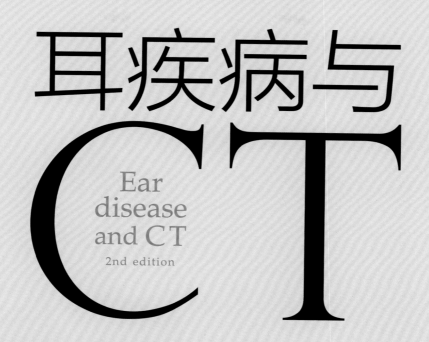

Ear disease and CT
2nd edition

第2版

审　阅　韩德民

主　编　于子龙

副主编　杨本涛　李　永

编　者（以姓氏笔画为序）

于子龙　首都医科大学附属北京同仁医院耳外科

王　杰　首都医科大学附属北京同仁医院耳外科

李　永　首都医科大学附属北京同仁医院神经外科

李希平　首都医科大学附属北京安贞医院耳鼻咽喉头颈外科

杨本涛　首都医科大学附属北京同仁医院放射科

陈树斌　首都医科大学附属北京同仁医院耳外科

倪志立　首都医科大学北京宣武医院耳鼻咽喉头颈外科

龚树生　首都医科大学附属北京友谊医院耳鼻咽喉头颈外科

戴海江　首都医科大学附属北京同仁医院耳外科

摄　影　于子龙

人民卫生出版社
·北京·

耳疾病与 CT

Ear disease and CT

2nd edition

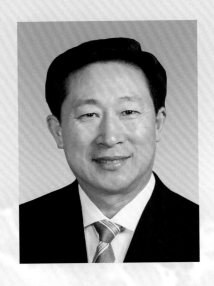

审阅者简介

韩 德 民

中国工程院院士，医学博士、哲学博士，教授，主任医师，博士生研究生导师。

现任首都医科大学耳鼻咽喉科学院院长、世界华人耳鼻咽喉头颈外科学会理事会理事长、世界卫生组织防聋合作中心主任、全国防聋治聋技术指导组组长、中国医疗保健国际交流促进会会长、中国华夏医学科技奖理事会理事长、中国医师协会耳鼻咽喉头颈外科学分会名誉会长、《中华耳鼻咽喉头颈外科杂志》总编辑、《中国耳鼻咽喉头颈外科》总编辑、*Journal of ORL and Its Related Specialties* 和 *Acta Otolaryngologica* 编委。曾任首都医科大学附属北京同仁医院院长、北京市耳鼻咽喉科研究所所长等。

于 1992 年起享受国务院政府特殊津贴，曾荣获国家人事部及北京市"突出贡献专家"、"中国医师奖"、"优秀归国人员"、"中国优秀博士后"、"中国医学基金会医德风范奖"、"王忠诚优秀人才奖"、"华夏医魂十大杰出院长"、北京市"留学归国人员创业奖"、"北京市卫生系统高层次卫生技术人才领军人物"、"联合国南 - 南国际人道主义精神奖"、"北京学者"、树兰医学奖、何梁何利基金科学与技术进步奖等。

在耳鼻咽喉头颈外科学基础与临床实践中，侧重于鼻内镜外科技术、阻塞性睡眠呼吸暂停的诊治、人工听觉、喉癌外科及微创技术等研究。率领团队先后承担科技部"973"项目、"863"项目、"十五"科技攻关计划项目、"十一五"科技支撑计划项目、国家自然科学基金重点项目和面上项目及省部级课题共计 38 项。截至 2017 年 6 月，培养研究生 97 名，博士后 16 名，其中 11 名已成为博士研究生导师。

作为第一完成人获国家科学技术进步奖二等奖 3 次、专利 15 项，主编专著 27 部、教材 4 部、科普 4 部。作为第一或通讯作者发表论文 365 篇，其中 SCI 论文 175 篇、日文论文 5 篇。论文、专著他引次数已达 7 377 次。

作为耳鼻咽喉头颈外科学科领军人物，带领首都医科大学耳鼻咽喉科学相继成为国家重点学科、国家生命科学与技术人才培养基地、国家精品课程、教育部重点实验室、首批"国家临床重点专科建设项目"。

耳疾病与 CT

Ear
disease
and CT
2nd edition

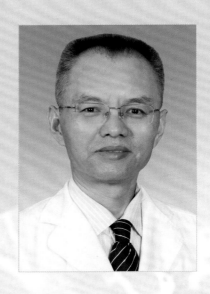

主编简介

于 子 龙

主任医师，教授，医学博士，博士生导师。

1989 年毕业于山东滨州医学院临床医学系，获学士学位，同年留校任临床教师；1996 年毕业于同济医科大学，师从汪吉宝教授，获硕士学位；1999 年毕业于上海医科大学，师从王薇教授，获博士学位；1999—2001 年在首都医科大学、北京市耳鼻咽喉科研究所进行博士后研究，师从韩德民教授，出站后留同仁医院耳鼻咽喉头颈外科工作；2004 年 1 月至同年 12 月，在奥地利 Innsbruck 医科大学进行博士后研究，师从 Schrott-Fischer A. 教授。2005 年至今，在北京同仁医院工作。2009 年首批入选北京市卫生系统高层次卫生技术人才。现为北京市东城知联会常务理事，《中华解剖与临床杂志》等期刊编委，《中华耳鼻咽喉头颈外科杂志》、*European Archives of ORL Head & Neck* 期刊审稿人。

主要从事耳鼻咽喉头颈外科基础与临床工作。擅长颞骨炎性疾病、胆脂瘤、畸形、外伤及肿瘤的外科治疗、听力重建，特别是在应用自体乳突骨皮质行听骨链、上鼓室外侧壁、乳突外侧壁重建等方面做了大量创新性工作，取得术后听力稳定、胆脂瘤残留复发率低、中耳乳突含气良好等临床效果。对颞骨解剖有浓厚兴趣，制作了大量教学标本。对颞骨相关疾病影像学诊断有较深入的研究，通过术中所见与影像学对照，提高了对颞骨相关疾病的认知水平和诊疗水平，并在欧美专业杂志发表相关论文多篇。

主持北京市自然科学基金、北京市卫生系统高层次人才建设基金各 1 项，参与国家自然科学基金、北京市自然科学基金各 2 项。以第一作者或通讯作者在 *Hearing Research*、*Acta Otolaryngologica*、*American Journal of Otolaryngology*、*The Journal of Laryngology & Otology*、《中华耳鼻咽喉头颈外科杂志》等专业期刊发表论文共 30 余篇，其中 SCI 收录论文 7 篇。主编专著《耳疾病与 CT》（人民卫生出版社，2015）、《颞骨显微 CT 图谱》（人民卫生出版社，2019）、*Micro-CT of Temporal Bone*（Springer，2021）3 部，副主编、参编、参译专著 10 部。参与完成的"先天性外中耳畸形的外科治疗"获北京市科学技术进步奖二等奖、中华医学科技奖医学科学技术奖二等奖。

再版
前言

自《耳疾病与CT》出版以来，深受耳鼻咽喉头颈外科、放射科医师及相关从业者的好评。它不仅为读者了解颞骨解剖、认识颞骨CT图像提供了帮助，也使笔者倍受鼓舞。

近年来，我们进一步完成了颞骨标本的制作和临床资料的收集，为《耳疾病与CT》再版积累了较为丰富的资料。再版更新补充内容达全书的40%之多，使新版内容更加丰富、全面、实用。

○ 第一章"耳临床解剖"增加了侧颅底、耳郭、外耳道与面神经关系等图片。

○ 第二章"耳断层解剖与CT对照"增加了相关层面解剖结构的标识及所在层面重要结构的临床意义。

○ 第三章"颞骨病理影像与临床"增加了颞骨先天性疾病、耳外伤、耳炎性疾病及其颅内外并发症、耳肿瘤及瘤样病变、周围疾病侵及颞骨、岩尖疾病、脑桥小脑三角疾病等近100例的CT影像，部分附术中所见，照片260余幅。

本次再版修订，我们仍遵循"临床解剖→断层解剖与CT对照→病理影像与临床"的渐进方式排列，对同类或相似疾病以"外耳道-中耳乳突-内耳-内耳道"的顺序为线索，进行注释、归纳，以便于读者阅读、查阅。另外，鉴于岩尖、脑桥小脑三角疾病不易早期发现、术前病理确诊困难等特殊性，我们将其各单列一节进行描述。

衷心感谢人民卫生出版社的鼎力支持，借助这个良好平台，作者和读者之间有了畅通的交流渠道，达到了相互学习、共同进步的目的。在本次修订过程中也得到首都医科大学附属北京同仁医院院内外同仁、专家的鼎力支持，并提出了宝贵意见和建议，在此一并感谢。尽管我们已尽心竭力做好每份工作，但仍难免挂一漏万，敬请各位同仁斧正。

"路漫漫其修远兮，吾将上下而求索"，让我们以此与读者共勉。

于 刚

2022年春，北京

上版
前言

耳部炎性疾病、外伤、肿瘤及先天性畸形是耳鼻咽喉头颈外科的常见病、多发病，是本学科及其相关学科长期面临的问题。颞骨是耳的主要组成部分，它不仅内含听觉和平衡觉的终末器官、人体最小的独立骨骼（听骨）及关节，而且深寓软组织之中，无法直接观察病变范围及其与周围结构的关系，众多的脑神经，特别是面神经、大血管穿行于颞骨，或与之毗邻，因此颞骨是人体最复杂的骨骼之一，对耳（颞骨）临床解剖与影像解剖学的深入研究，将为其临床疾病诊断、手术方案的拟定及预后判断提供重要依据。

常规 CT 扫描（骨窗）对骨质和钙化组织显示良好，对耳（颞骨）正常结构、解剖变异、畸形、炎症、外伤、肿瘤等骨质改变的显示有其优越性，是耳疾病最常用的影像学检查方法之一。不同方位的扫描（如水平位、冠状位、矢状位）对某些结构的显示各有其特点及优势，多方位观察、综合分析有利于对疾病的全面认识，做出正确的判断。当然，CT 扫描（骨窗）对某些软组织疾病（包括肿瘤）、耳疾患致颅内外并发症等显示较差，为弥补此缺陷，对该类疾病辅以相关检查（具体扫描条件，请参阅相关书籍），如磁共振等，力求使本书更具实用性。

本书遵循循序渐进、紧密结合临床的原则，先从耳（颞骨）的临床解剖入手，在对颞骨解剖，特别是对颞骨三维空间结构有了较深刻的认识后，逐步认识颞骨断层解剖；再通过对颞骨断层解剖与颞骨 CT 的对照，认识其影像学所示；通过术中所见与术前颞骨 CT 的比较，两者相互印证，能较为深刻地认识颞骨临床疾病的病理影像所示，有助于提高耳鼻咽喉头颈外科医师的阅片能力，促进放射科医师对颞骨临床疾病的认识。

在本书即将出版之际，衷心感谢我的恩师韩德民院士对我的悉心指导，并让我承担起本书的主编工作。本书在编写过程中也得到北京同仁医院耳鼻咽喉头颈外科、神经外科、放射科及北京市耳鼻咽喉科研究所各位同仁的鼎力支持，在此一并表示感谢。

本书虽为作者精心选取临床实践所得，但由于时间仓促、水平所限，所涉及的临床疾病远非全面，认识程度亦有待加深，不当之处敬请各位同仁批评指正。

本书部分内容得到"北京市卫生系统高层次技术人才建设基金"资助（2009-3-35）。

于子龙
2015 年 5 月

目　录

耳疾病与

CT

Ear
disease
and CT
2nd edition

第一章
耳临床解剖

第一章
耳临床解剖

耳是司听觉和平衡觉的外周器官，分为外耳（external ear）、中耳（middle ear）和内耳（inner ear），其中外耳道的骨部、中耳、内耳及内耳道均位于颞骨（temporal bone）内。

第一节　颞骨临床解剖

颞骨为一复合骨块，由鳞部、鼓部、乳突部、岩部及茎突组成。它位于头颅的两侧，镶嵌于蝶骨、顶骨、枕骨之间，并构成侧颅底的一部分，众多的脑神经和颈内动、静脉穿行其中或与之毗邻，听觉和平衡觉的终末器官深寓其中，因此，颞骨是人体最为复杂的骨骼之一，了解其解剖结构及其毗邻关系有着重要的临床意义。

一、鳞部

鳞部（squamous portion）位于颞骨的前上部，形似稍外膨的鱼鳞，外侧面光滑，有颞肌附着，从颧突根部向后经过外耳门的上方至顶切迹有一微凸的弧形骨线，名曰颞线，可作为颅中窝底高度的颅外参考标记，颞肌下缘止于此。鳞部颅内面稍凹，系大脑颞叶所在区，有脑压迹和脑膜中动脉沟。借岩鳞裂，颞骨鳞部与岩部相连（图 1-1-1）。

二、鼓部

鼓部（tympanic portion）为一扁曲的 U 形骨板，位于鳞部之下、乳突部之前、岩部之外，它构成骨性外耳道的前壁、底壁及部分后壁（图 1-1-1、图 1-1-2）。前方以鼓鳞裂（squamotympanic fissure）和鳞部相连，其前上部分即为前上嵴，鼓膜修补时常因其遮挡视野，而将其凿除。后方以鼓乳裂（tympanomastoid fissure）和乳突部毗邻。鼓乳裂深部邻近面神经垂直段（乳突段），而位于面神经稍前。鼓部内侧以岩鼓裂（petrotympanic fissure）和岩部连接，并构成咽鼓管骨部的外、下壁。鼓部的前下方构成下颌窝后壁。鼓部缺口居上，名曰鼓切迹（Rivinus 切迹），该处无鼓沟和纤维软骨环，为

图 1-1-1
颞骨及其毗邻结构的外侧面观
（左）

1. 蝶骨　2. 颞骨鳞部　3. 颞骨颧突　4. 下颌窝　5. 鼓鳞裂　6. 颞骨鼓部　7. 茎突　8. 顶骨　9. 颞线　10. 顶切迹　11. 筛区　12. 乳突　13. 鼓乳裂　14. 枕骨

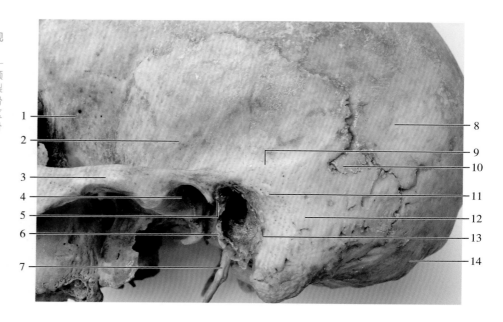

图 1-1-2
颞骨及其毗邻结构的颅底面观
（左）

1. 枕骨　2. 颈静脉孔神经部　3. 颈静脉孔血管部　4. 枕动脉沟　5. 二腹肌沟　6. 乳突尖　7. 鼓乳裂　8. 斜坡　9. 颈动脉管外口及破裂孔　10. 岩尖　11. 颈动脉管外口　12. 茎突　13. 茎乳孔　14. 下颌窝　15. 颞骨鼓部　16. 鼓鳞裂　17. 颞骨颧突

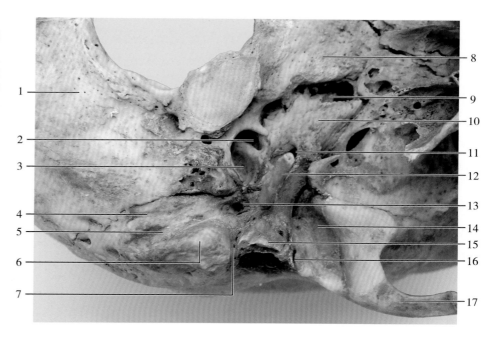

鼓膜松弛部附着处。鼓部内端有一细浅沟槽，称为鼓沟（tympanic sulcus），鼓膜边缘的纤维软骨环镶嵌于沟内。如鼓部发育不全，可形成先天性外耳道骨性狭窄，而未发育时则形成先天性外耳道骨性闭锁。

三、乳突部

乳突部（mastoid portion）位于鳞部的后下，呈锥状隆起，故名乳突，内侧与岩部相连，前方与鼓部形成鼓乳裂（图 1-1-1、图 1-1-2）。乳突的外面粗糙，其前上方，即骨性外耳道口后上方有一骨性棘状隆起，为外耳道上棘（suprameatal spine）。棘之后上，颞线之下，有一富含小孔的骨面区，称为筛区，是乳突手术时指示鼓窦位置的重要标志。乳突下方有胸锁乳突肌等附着，近后缘处常有一贯穿骨内外的乳突孔（mastoid foramen），乳突导血管经此孔使颅外静脉与乙状窦（sigmoid sulcus）相通，乙状窦血栓性静脉炎时可循此通道波及耳后，致耳后骨膜下脓肿。乳突尖内侧有一深沟，名乳突切迹（mastoid notch）或二腹肌沟，二腹肌附着于此。乳突尖部气房发育较好者，其内侧骨壁较薄，中耳乳突胆脂瘤可破坏此壁，乳突蓄积的脓液经此处溢至二腹肌沟，在胸锁乳突肌和颈深筋膜之间形成脓肿，称之为贝佐德脓肿（Bezold abscess）。二腹肌沟之前端，茎突后外，有茎乳孔（stylomastoid foramen），为面神经出颞骨之处。该切迹内侧与之伴行的浅沟，名枕动脉沟（图1-1-2），内有枕动脉经过。乳突气化良好时，二腹肌沟的乳突腔面可见与之相对应的一弧形骨性隆起，称为二腹肌嵴。该嵴与外耳道后壁的交点和砧骨窝之间的连线，可作为切除外耳道后壁骨质时面神经垂直段的标志之一，此线的深部即为面神经垂直段，嵴之前端内侧即为茎乳孔。乳突的内侧面与岩部交界处有一呈乙字状弯曲的深沟，称为乙状沟（sigmoid sulcus）。乳突气房发育较差，则乙状窦骨板坚实，与外耳道后壁的距离较小，或甚为接近，仅为一薄层骨板，称为乙状窦前移；而当乙状窦与乳突外侧骨皮质非常接近时，称之为乙状窦外移，在此情况下经耳后径路行乳突手术时可损伤乙状窦而引起严重出血妨碍手术进行，或可发生气栓，危及生命。乳突气化良好时，偶可出现乙状沟前壁骨质部分缺失，其中部分患者可出现同侧搏动性耳鸣，轻按同侧下颌角处颈动脉处可使耳鸣减弱或短暂消失。鼓窦盖与乙状窦骨板相遇成窦脑膜角（sinodural angle），乳突手术时沿该角向前可找到鼓窦。

在颞骨发育中，如鳞部过分向乳突方向伸展，可将乳突气房分隔为内、外两部分，此隔称之为Korner隔。该隔可骨质致密，常在开放部分乳突气房时与其相遇，如不注意常误认为已达乳突内壁，以致病灶不能彻底清除。

2岁以内的幼儿乳突仅具雏形，其茎乳孔处无乳突作为屏障，当两岁以下的婴幼儿患耳后骨膜下脓肿时，切勿贸然采用成人的耳后切口（即垂直向下的切口）实施手术，以免损伤面神经。

四、岩部

岩部（petrous portion）形似横卧的三棱锥体，又名岩锥（petrous pyramid）。位于侧颅底，嵌于蝶骨大翼和枕骨底部之间，内藏听觉和平衡器官。有1底、1尖、3个面和3个缘。底朝外，并与鳞部和乳突部融合；尖端粗糙朝向内前而微向上，颈动脉管内口在此，并组成破裂孔的后外界。

（一）岩部的3个面

1. 前面　岩部的前面组成颅中窝的后部，通过岩鳞裂与鳞部的颅内面相连。从内向外有以下重要结构：近岩尖处有三叉神经半月神经节压迹；在压迹的后外侧有两条与岩锥长轴平行的小沟，内侧为岩浅大神经沟、外侧为岩浅小神经沟；岩浅大神经沟的后外侧末端为面神经管裂孔，岩浅大神经由此穿出。压迹后外方有一大的凸起，为弓状隆起（arcuate eminence），前半规管位于其下方。近年来前半规管裂综合征已成为耳科研究热点之一，高分辨率 CT 扫描可显示裂缺的位置与长度。弓状隆起前、外有一浅凹形的薄骨板，分别为鼓室盖（tympanic tegmen）、鼓窦盖（tympanic antrum tegmen），将其下的鼓室、鼓窦与颅中窝分隔（图 1-1-3）。

图 1-1-3
颞骨岩部的前面观（左）

1. 弓状隆起　2. 鼓室盖　3. 三叉神经半月神经节压迹　4. 岩浅神经沟　5. 颈动脉管内口6. 鼓窦盖　7. 岩鳞裂　8. 颞骨鳞部

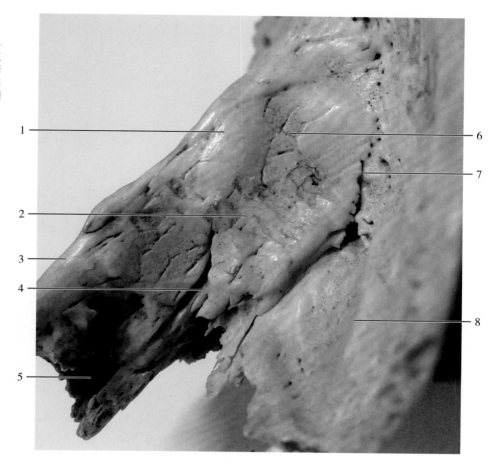

2. 后面　岩部的后面组成颅后窝的前面，系由岩上窦、岩下窦和乙状窦围成的三角形骨面（图 1-1-4）。此面中部偏内为内耳门（internal acoustic porus），经此门向外通入内耳道。内耳门之后外有一薄骨板遮盖的裂隙，称内淋巴囊裂隙（图 1-1-5），为前庭水管（vestibular aqueduct）外口，后者经后、前半规管所形成的总脚内侧通向骨迷路的前庭，有内淋巴管经过。内耳门和内淋巴囊之间的上方、近岩部上缘处为弓形下凹（subarcuate fossa），有弓下动脉穿岩乳管，经前半规管弓下和外半规管之上进入鼓窦，是唯一沟通内耳和鼓窦的血管。

3. 下面　岩部的下面凸凹不平，为侧颅底底面的一部分。其前内侧部骨面粗糙，为腭帆提肌、鼓膜张肌及咽鼓管软骨部的附着处，后外侧部有前内和后外紧邻的两个深窝，前内者为颈动脉管外口，有颈内动脉及颈动脉神经丛经过，颈动脉管先沿鼓室前壁偏内垂直上升，继而耳蜗之前折向前内方

图 1-1-4
颞骨岩部后面观（左，保留硬
脑膜）

1.岩上窦 2.内淋巴囊裂隙
3.乙状窦 4.颈静脉孔血管
部 5.三叉神经 6.内耳门及
位听神经 7.岩下窦 8.颈
静脉孔神经部

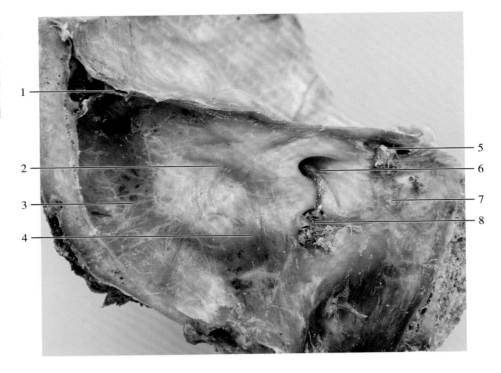

图 1-1-5
颞骨岩部后面观（左）

1.颞骨鳞部 2.顶切迹 3.岩
上沟 4.内淋巴囊裂隙 5.乙
状沟 6.颈静脉孔血管部
7.弓状隆起 8.弓形下窝（岩
乳管外口） 9.内耳门 10.颈
静脉孔神经部及蜗水管外口
11.岩下窦 12.颈静脉间切迹

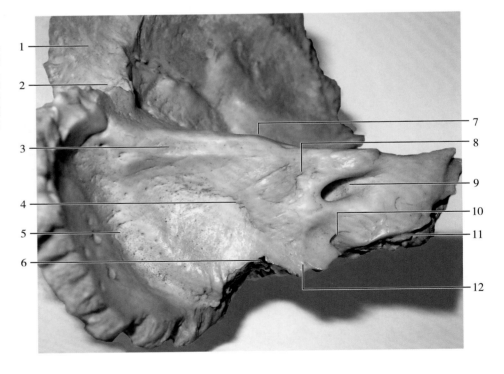

水平走行，开口于岩尖处的颈动脉管内口。颈动脉外口的后外者为颈静脉窝
（jugular fossa），内纳颈静脉球的顶部（见图 1-1-2，图 1-1-6）。颈静脉孔为
颈内静脉出颅处，颈静脉窝开口由枕骨的颈静脉切迹和颞骨岩部构成，分为
后外方的血管部（颈静脉球）和前内侧的神经部（舌咽神经、迷走神经、副

图 1-1-6
颞骨岩部下面观（左）

1.腭帆提肌等附着处　2.颈动脉外口　3.岩鼓裂　4.动静脉间嵴　5.颈静脉窝　6.颈静脉孔神经部（蜗水管外口）　7.下颌窝　8.茎突　9.颞骨鼓部　10.鼓乳裂　11.乳突　12.茎乳孔　13.二腹肌沟

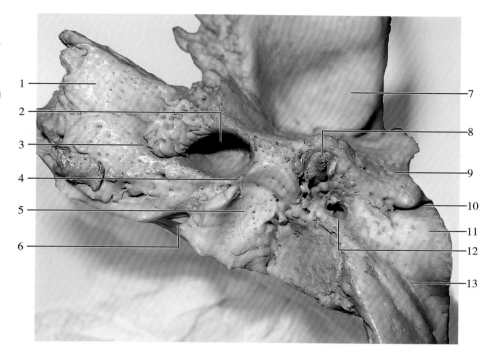

神经），颈静脉孔区肿瘤可致该孔区扩大、骨质破坏。颈动脉管外口和颈静脉窝之间的薄骨嵴上，有鼓室小管（tympanic canaliculus）的下口，有舌咽神经的鼓室支即鼓室神经（Jacobson 神经）通过。在颈静脉窝的前内方、紧靠颈静脉间突有一三角形的压迹，为舌咽神经之岩神经节所在的部位，凹底有一小孔，为蜗水管外口（external aperture of cochlear aqueduct），蜗水管向外通向蜗轴的鼓阶起始处，内含外淋巴液。

（二）岩部的 3 个缘

岩部上缘最长，有岩上沟容纳岩上窦。岩部后缘的内侧端有岩下沟，内含岩下窦；其外侧端为颈静脉孔。岩部前缘的内侧部分与蝶骨大翼接连形成蝶岩裂，外侧部分与其对应部分分别组成岩鳞裂和岩鼓裂，在岩部与鳞部之间，有上下并列的两个骨性管通入鼓室，居上者为鼓膜张肌半管，居下者为咽鼓管半管（图 1-1-7）。

内耳道（internal acoustic meatus）：位于颞骨岩部，为一骨性管道，内含面神经、前庭神经、蜗神经及迷路动、静脉。岩部后面中部偏内侧的内耳门（internal acoustic porus）呈扁圆形，后缘较锐而突起，前缘较平坦而无明显边缘。内耳道平均长约 10mm，其外端以一垂直而有筛状小孔的骨板所封闭，此板即为内耳道底（fundus of internal acoustic meatus），它构成内耳前庭和耳蜗的内侧壁的大部分。内耳道底由一横行骨嵴分为大小不等的上、下两区（图 1-1-8）。上区较小，又被一垂直骨嵴分为前、后两部，该嵴常位于横行骨嵴的外侧，称为 Bill 嵴（Bill's bar）；前部有一细孔名面神经区，即面神经管入口处，为颞骨内面神经管最窄处，面神经自此进入面神经管为迷路段，向前外达膝神经节；后部之凹陷名前庭上区，内有较大数个小孔，穿过

图 1-1-7
颞骨岩部岩尖观（右）

1. 鼓膜张肌半管　2. 咽鼓管半
管　3. 弓状隆起　4. 面神经
裂孔　5. 颈动脉管内口

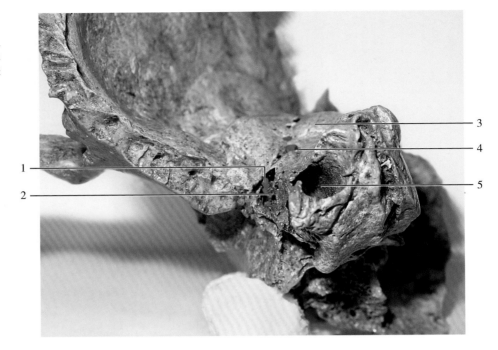

图 1-1-8
内耳道底（左）

1. 前庭上神经孔区　2. 前庭下
神经孔区　3. 单孔　4. Bill 嵴
5. 面神经孔区　6. 横嵴　7. 蜗
神经孔区　8. 耳蜗底周蜗神经
（前庭端）纤维细孔

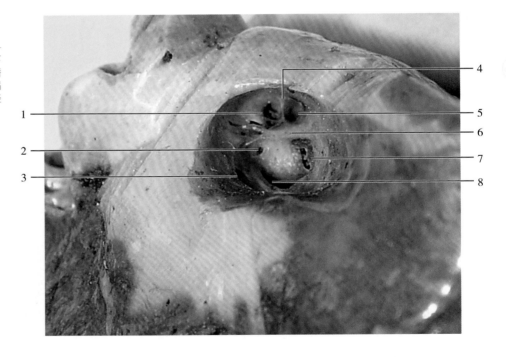

前庭神经上终末支。下区较大，其前方为蜗区，有众多呈螺旋状排列的小
孔，为蜗神经纤维穿越处。蜗神经管长 1~2mm，它向前外走行，故在内耳
门观察时受到内耳道前壁的遮挡而观察者不能窥及蜗区全貌，耳蜗底周前庭
端的蜗神经孔紧邻前庭下区（图 1-1-9），因此蜗神经孔及底周蜗神经纤维细
孔（筛状）占据横嵴下区的大部分；其后方为前庭下区，有数个小孔，为支
配球囊的前庭神经下终末支所通过。前庭下区的后方、内耳道后下壁处有一

图 1-1-9
内耳道底（左，含部分软组织）

1. 前庭上神经孔区 2. 横嵴孔 3. 前庭下神经孔区 4. 单孔 5. Bill 嵴 6. 面神经孔区 7. 横嵴 8. 蜗神经孔区 9. 耳蜗底周蜗神经（前庭端）纤维细孔

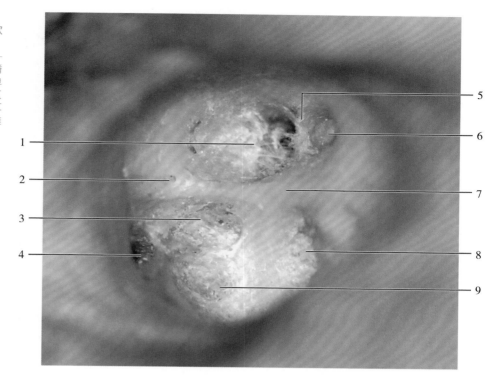

单孔，有前庭神经下终末支的后壶腹神经通过。有时在横嵴的后方可见一小孔，也称横嵴孔，其意义尚不清楚。

内耳道是颞骨较为薄弱的部位，颞骨横行骨折常可贯穿内耳道，造成内耳、面神经损伤。

五、茎突

茎突（styloid process）起于颞骨鼓部的下面，伸向前下方，细而长，长短不一，平均约 25mm；其远端有茎突咽肌、茎突舌肌、茎突舌骨肌、茎突舌骨韧带和茎突下颌韧带附着。在茎突和乳突之间有茎乳孔（stylomastoid foramen）（图 1-1-2），为面神经管下口，即面神经出颅处。

第二节 外 耳 解 剖

外耳包括耳郭与外耳道。

一、耳郭

耳郭（auricle）借助耳郭软骨、肌肉、韧带及皮肤附着于头颅两侧，与颞部成 30°~45° 角。耳郭主要由耳郭软骨组成，表面覆以皮肤，前面皮肤直接与软骨膜相连，皮下结缔组织少，易受冻伤，且外伤时皮下血肿亦不易吸收。耳郭外伤或手术时伤及软骨，可引起软骨膜炎、软骨坏死，易致耳郭变形。耳垂（lobule）部分由脂肪和结缔组织构成，无软骨。耳郭外缘为卷曲的耳轮（helix），与之平行者为对耳轮（antihelix），两者之间为舟状窝，对耳轮上端分为嵴状突起的对耳轮脚，两脚之间为三角窝，对耳轮前方为深凹的耳甲（auricular concha），是耳郭假性囊肿好发部位。耳甲又被耳轮脚分为上方的耳甲艇（cymba conchae），下方的耳甲腔（cavum conchae）（图1-2-1）。耳甲腔前方为外耳道口。外耳道口前方的突起为耳屏（tragus），内含软骨遮挡外耳道口。耳屏与耳轮脚之间的凹陷为耳前切迹（anterior notch of ear）（图1-2-2、图1-2-3），该处无软骨，在此做切口可直达外耳道的骨部。耳郭软骨与外耳道软骨为1块软骨（图1-2-3、图1-2-4），只要其中一处感染，即可引起整个外耳软骨感染。

二、外耳道

外耳道（external auditory canal）起自耳甲腔底，向内达鼓膜，略呈 S 形弯曲的盲管，长 2.5~3.5cm，由外 1/3 的软骨部和内 2/3 的骨部组成（图1-2-5）。外耳道有两处较狭窄，一为软骨部与骨部交界处，另一处为骨部距鼓膜约 0.5cm 处，后者称外耳道峡（isthmus）。软骨部皮肤含类似汗腺构造的耵聍腺，能分泌耵聍（cerumen），并富有毛囊和皮脂腺，是疖肿好发部位。骨性外耳道由颞骨鼓部、鳞部下缘及乳突的前上部分组成，颅中窝低位常见于外耳道上壁发育不良时，外耳道胆脂瘤好发于骨部。

图 1-2-1
耳郭表面标志（右）

1. 耳轮　2. 对耳轮　3. 耳甲艇
4. 耳甲腔　5. 三角窝　6. 耳轮脚　7. 耳前切迹　8. 耳屏
9. 对耳屏　10. 耳垂

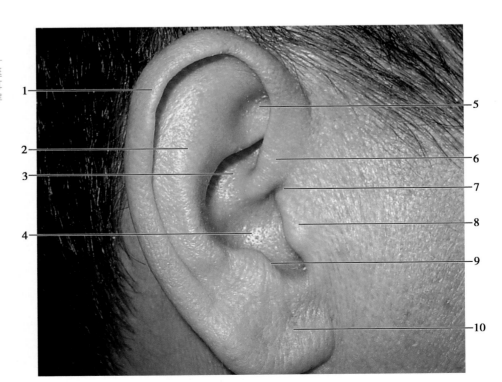

图 1-2-2
耳甲 - 外耳道口解剖（右）

1.耳甲艇　2.耳轮脚　3.耳甲腔　4.耳前切迹　5.外耳道皮肤　6.耳屏软骨　7.外耳道软骨　8.对耳屏软骨　9.屏间切迹

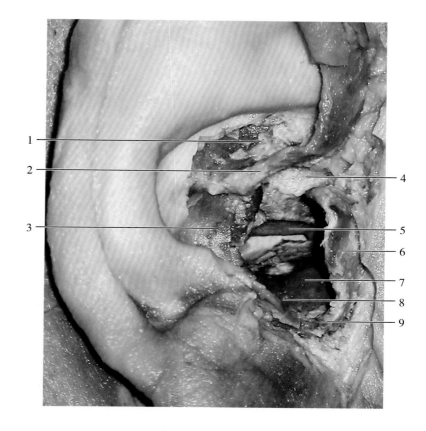

图 1-2-3
外耳软骨前面观（右）

1.舟状窝　2.对耳轮　3.耳甲　4.耳轮游离缘　5.外耳道后壁软骨　6.耳轮　7.三角窝　8.耳甲艇　9.耳轮脚　10.耳屏

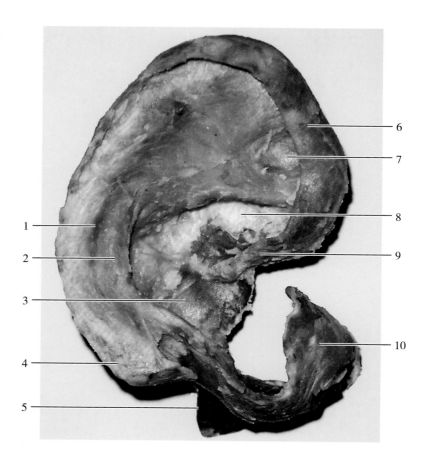

图 1-2-4
外耳软骨背面观（右）

1. 三角窝　2. 耳甲　3. 耳屏
4. 外耳道下壁软骨　5. 外耳道
后壁软骨　6. 耳轮

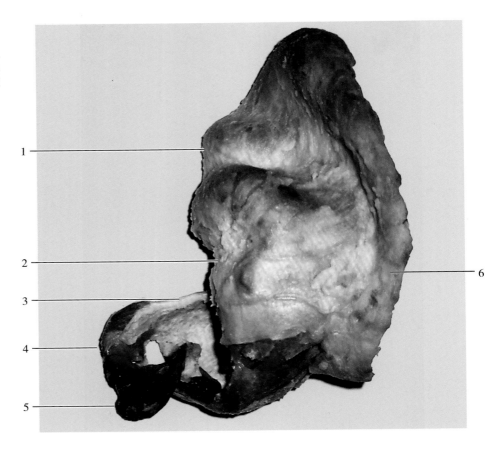

图 1-2-5
耳的冠状位解剖（右）

1. 耳郭　2. 外耳道　3. 外耳道
软骨部　4. 耳甲腔软骨　5. 外
耳道骨部　6. 耳垂　7. 鼓室
盾板　8. 鼓室盖　9. 弓状隆
起　10. 锤骨　11. 咽鼓管峡
12. 咽鼓管软骨部　13. 咽
鼓管咽口　14. 咽鼓管骨部
15. 鼓膜

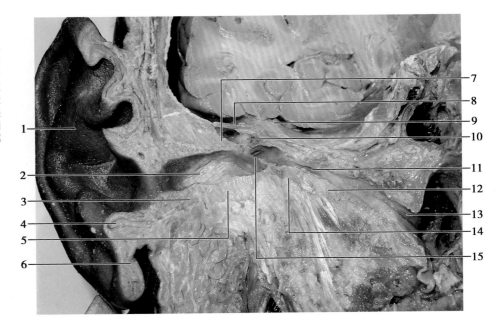

第三节 中 耳 解 剖

中耳（middle ear）由鼓室、咽鼓管、鼓窦及乳突4部分组成（图1-2-5，图1-3-1）。

图 1-3-1
咽鼓管、鼓室、鼓窦及乳突
（左）

1.鼓室盖 2.鼓窦入口 3.锤骨小头 4.锤骨颈 5.锤骨柄 6.咽鼓管鼓室口 7.鼓岬 8.鼓窦盖 9.鼓窦 10.砧骨体 11.砧骨短脚 12.砧骨长脚 13.乳突 14.鼓索 15.蜗窗龛

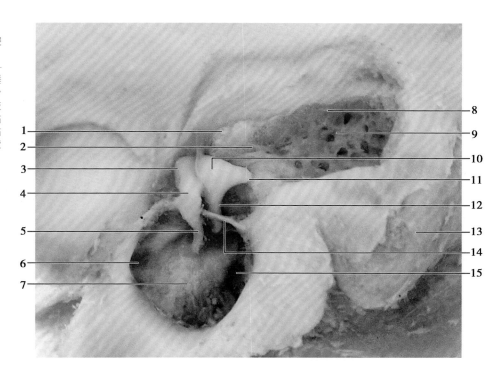

一、鼓室

鼓室（tympanic cavity） 为一含气空腔，大部分位于鼓膜与内耳外侧壁之间，向前借咽鼓管与鼻咽部相通（图1-2-5），向后通过鼓窦入口与鼓窦和乳突气房相通（图1-3-1）。以鼓膜紧张部的上下缘为界，可将鼓室分为3部分：①上鼓室（epitympanum），或称鼓室上隐窝（epitympanic recess；或attic），为位于鼓膜紧张部上缘平面以上的鼓室腔；②中鼓室（mesotympanum），位于鼓膜紧张部上、下缘平面之间，即鼓膜紧张部与鼓室内壁之间的鼓室腔；③下鼓室（hypotympanum），位于鼓膜紧张部下缘平面以下的鼓室腔，达鼓室底。鼓室的上下径约15mm，前后径约13mm；内外径在上鼓室约6mm，下鼓室约4mm，中鼓室于鼓膜脐部与鼓岬之间的距离为最短，仅约2mm。鼓室内有听小骨、神经、肌肉及韧带等。

（一）鼓室六壁

鼓室形似一竖立的小长方体，有外、内、前、后、顶、底6个壁。

1. **外壁** 外壁由骨部及膜部组成。

（1）骨部：较小，即鼓膜以上的上鼓室外侧壁，亦称鼓室盾板（scutum，tympanic scute）（图 1-2-5），由颞骨鳞部与鼓部内侧部联合构成。鼓室盾板变钝或消失，是上鼓室胆脂瘤在颞骨 CT 图像上的特征性改变之一。

（2）膜部：较大，即鼓膜（tympanic membrane）。鼓膜介于鼓室与外耳道之间，为向内凹入、椭圆形、半透明的薄膜（图 1-3-2）；鼓膜高约 9mm、宽约 8mm、厚约 0.1mm。鼓膜的前下方朝内倾斜，与外耳道底成 45°~50° 角（耳鼓角），故外耳道的前下壁较后上壁长。鼓膜边缘略厚，大部分借纤维软骨环嵌附于鼓沟内，为紧张部（pars tensa）。在上方鼓沟缺如的鼓切迹处，鼓膜直接附着于颞骨，较松弛，为松弛部（pars flaccida）。鼓膜主要标志有位于其前上方的锤骨短突、前下方的光锥及位于两者之间的锤骨柄。鼓膜的结构可分为三层——外为上皮层，系与外耳道皮肤连续的复层鳞状上皮；中为纤维层，含浅层放射状纤维和深层环状纤维，锤骨柄附着于纤维层中间，松弛部无此层；内为黏膜层，与鼓室黏膜相连续。

2. **内壁** 即内耳的外壁，有多个凸起和小凹。位于内壁中央较大的膨凸系鼓岬（promontory），系耳蜗底周所在处。前庭窗（vestibular window），位于鼓岬后上方的小凹内，面积约 3.2mm²，为镫骨足板及其周围的环韧带所封闭，向内通向内耳的前庭。蜗窗（cochlear window）又称圆窗（round window）位于鼓岬后下方的小凹内，为蜗窗膜所封闭，面积约 2mm²，向内通耳蜗的鼓阶。面神经管的水平部位于前庭窗的上方。外半规管位于面神经管的后上方，鼓窦入口的内下壁，迷路瘘管好发于此。匙突（cochleariform

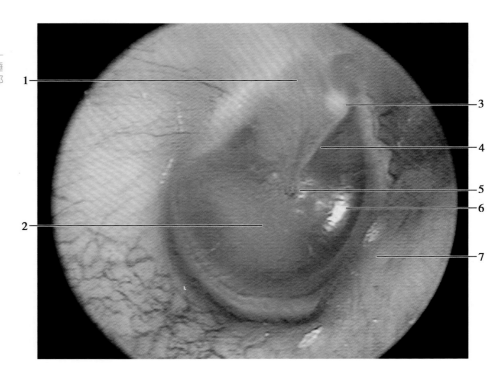

图 1-3-2
鼓膜表面标志（右）

1. 松弛部　2. 紧张部　3. 锤骨短突　4. 锤骨柄　5. 脐部　6. 光锥　7. 外耳道前下壁

process）位于前庭窗之前稍上方，为鼓膜张肌半管的鼓室端向外弯曲所形成；鼓膜张肌的肌腱出匙突向外止于锤骨颈之内侧（图 1-3-3）。

图 1-3-3
鼓室内侧壁（左）

1. 鼓膜张肌腱　2. 咽鼓管半管　3. 前庭窗　4. 鼓岬　5. 膝神经节　6. 外半规管　7. 面神经水平段　8. 鼓索　9. 鼓室窦　10. 蜗窗龛

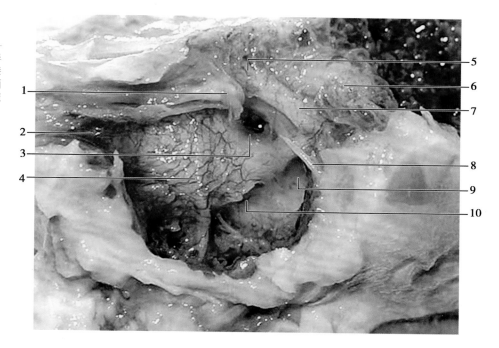

3. 前壁　前壁下部内侧以极薄的骨板与颈内动脉相隔；前壁上部有两个口：上者为鼓膜张肌半管的开口，内含鼓膜张肌；下者为咽鼓管半管的鼓室口（图 1-3-4）。

图 1-3-4
鼓室内侧壁剖面的骨性结构（左）

1. 面神经管裂孔　2. 面神经管　3. 鼓膜张肌半管　4. 咽鼓管半管　5. 前半规管　6. 膝神经节　7. 外半规管　8. 前庭窗　9. 蜗窗龛　10. 鼓岬　11. 鼓索小管

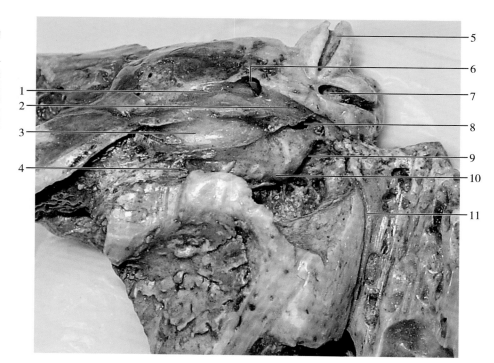

4. 后壁　后壁上宽下窄，面神经垂直段经过此壁的内侧。后壁上部有一小孔，名鼓窦入口（aditus ad antrum），鼓窦借此与上鼓室相通（见图 1-3-1）。鼓窦入口的底部，在面神经管水平段与垂直段交界处（又称面神经第二膝）的外侧，有一容纳砧骨短脚的小窝，名砧骨窝（incudial fossa），为中耳手术时面神经、外半规管的重要标志。后壁下内方，相当于前庭窗的高度，有小锥状隆起，名锥隆起（pyramidal eminence），位于面神经垂直段的内前侧，内有小管（含面神经镫骨肌支），镫骨肌腱由锥隆起内发出而附丽于镫骨颈后面。鼓室后壁相当于锥隆起的外侧有鼓索经此穿出而进入鼓室。

在颞骨内有两块肌肉位于骨管内，它们分别是镫骨肌和鼓膜张肌。相当于鼓膜后缘以后的鼓室，常称后鼓室，内有鼓室窦与面隐窝。

（1）鼓室窦（tympanic sinus）：系介于前庭窗、蜗窗和鼓室后壁之间的间隙（见图 1-3-3，图 1-3-5）；位于后鼓室的下半部、锥隆起之内下，其后侧与面神经管的垂直段相邻，外侧以锥隆起和镫骨肌腱为界。鼓室窦的形态和大小因颞骨的气化程度不同而异，常为病灶隐匿的部位，颞骨 CT 扫描对其术前状态的判断有一定的提示作用。

图 1-3-5
后鼓室解剖（左）

1. 鼓膜张肌腱　2. 镫骨　3. 鼓岬　4. 外半规管　5. 面神经鼓室段　6. 面隐窝　7. 锥隆起及镫骨肌　8. 鼓室窦　9. 蜗窗龛

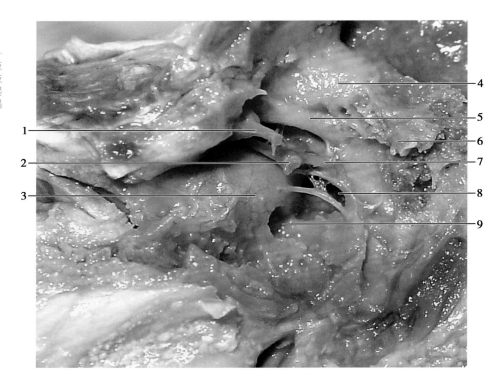

（2）面隐窝（facial recess）：外界为外耳道深部的后壁与鼓索，内侧为面神经垂直段，上方为砧骨窝（图 1-3-6）。从后鼓室的横断面观察，鼓室窦位于锥隆起的内侧，面隐窝位于锥隆起的外侧。通过面隐窝切开的后鼓室进路探查术，可以观察到锥隆起、镫骨上结构、前庭窗、蜗窗、砧骨长脚、镫骨等。

图 1-3-6
面隐窝（左）

1. 外耳道后壁　2. 鼓索　3. 蜗窗龛　4. 面神经　5. 砧骨短脚　6. 镫骨　7. 外半规管（已开放）8. 后半规管（已开放）

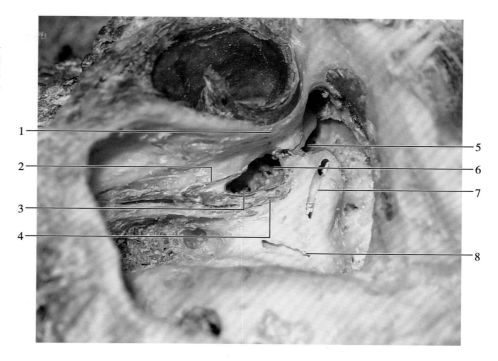

Prussak 间隙：即鼓膜上隐窝，位于鼓膜松弛部与锤骨颈之间，上界为锤骨外侧韧带，下界为锤骨短突，该间隙在上鼓室胆脂瘤形成中可能起一定的作用。

上鼓室前隐窝：即锤骨小头前隐窝，锤骨小头前方常有较低的骨板（上鼓室前骨板），自顶部向下形成间隔，又称 Cog 嵴，此板前方可形成较大的腔，亦称咽鼓管上凹陷（supratubal recess）。前骨板位于匙突的上部，除去此骨板后，咽鼓管上凹陷就与上鼓室相通，骨板的前方、咽鼓管上凹陷的内侧有面神经的膝神经节（geniculate ganglion）。

5. 上壁　上壁又称鼓室盖（tegmen tympani），由颞骨岩部前面构成，后连鼓窦盖（见图 1-2-5、图 1-3-1），鼓室借此壁与颅中窝的大脑颞叶分隔。位于此壁的岩鳞裂在婴儿时尚未闭合，硬脑膜的细小血管经此裂与鼓室相通，可成为中耳炎感染进入颅内的途径之一。

6. 下壁　下壁为一较上壁狭小的骨板。下鼓室后内方有颈静脉球上端，其常可越过鼓膜下缘的高度，在后下鼓室呈现平滑的隆起，称之为颈静脉球高位（high jugular bulb），右侧尤其多见。此壁若有缺损，即可透过鼓膜下部隐约可见蓝色的颈静脉球，在下鼓室后方操作时需加以注意。下壁前内侧有颈动脉管的后壁。

（二）鼓室内容

1. 听小骨　听小骨为人体中最小一组小骨，由锤骨（malleus）、砧骨（incus）和镫骨（stapes）连接而成听骨链（ossicular chain）（图 1-3-7~图 1-3-10）。

图 1-3-7
听骨链（左）

1. 锤骨小头　2. 锤骨颈　3. 锤骨短突　4. 锤骨柄　5. 砧骨体　6. 砧骨短脚　7. 镫骨足板　8. 砧骨长脚　9. 镫骨小头　10. 豆状突

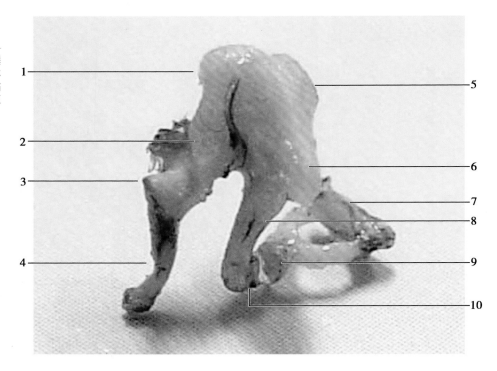

图 1-3-8
鼓室内容物（左）

1. Cog 嵴　2. 上鼓室前隐窝　3. 锤骨　4. 鼓膜张肌　5. 鼓室隔　6. 鼓岬　7. 鼓膜纤维环　8. 鼓窦入口外侧壁　9. 锤砧关节　10. 砧骨　11. 鼓索　12. 镫骨　13. 镫骨肌腱　14. 蜗窗龛

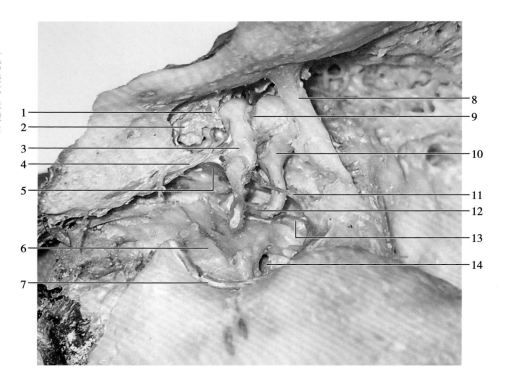

图 1-3-9
摘除砧骨后镫骨之所见（左）

1.鼓膜　2.鼓索　3.面神经
第二膝　4.锤骨小头　5.镫骨
小头　6.镫骨前脚　7.镫骨后
脚　8.外半规管　9.镫骨颈
10.镫骨肌

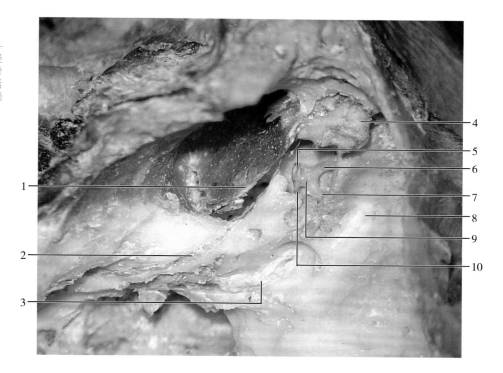

图 1-3-10
中耳内容物乳突面观（右）

1.上鼓室前隐窝　2.锤骨及其
上韧带　3.锤砧关节　4.砧
骨长脚　5.砧骨短脚及其韧
带　6.外半规管　7.鼓窦　8.锤
骨前韧带　9.锤骨短突　10.鼓
索　11.砧镫关节　12.蜗窗龛
13.面神经嵴（面神经垂直段
外侧骨壁）

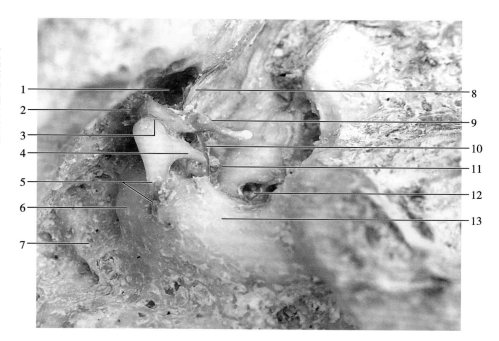

锤骨由锤骨小头、锤骨颈、短突（外侧突）、长突（前突）和锤骨柄构成，锤骨柄位于鼓膜黏膜层与纤维层之间，锤骨小头的后内方有凹面，与砧骨体形成关节；砧骨分为体、长脚和短脚，砧骨体位于上鼓室后方，其前稍偏内侧与锤骨小头相接形成锤砧关节，短脚位于鼓窦入口底部的砧骨窝内，长脚位于锤骨柄之后，末端向内侧稍膨大，名豆状突（lenticular process），以此与镫骨小头形成砧镫关节（incudostapedial joint）；镫骨分为小头、颈、前脚、后脚和足板（footplate），小头与砧骨长脚豆状突相接，颈甚短（见图1-3-7、图1-3-10），其后有镫骨肌腱附着，足板呈椭圆形，借环韧带（annular ligament）连接于前庭窗。

2. 听小骨的韧带 其包括锤上韧带、锤前韧带、锤外侧韧带、砧骨上韧带、砧骨后韧带和镫骨环韧带等，将听小骨固定于鼓室内（见图1-3-10，图1-3-11）。

图1-3-11
中耳内容物外耳道面观（右）

1.锤骨上韧带 2.砧骨 3.砧骨窝（韧带）4.鼓索 5.镫骨肌 6.镫骨 7.蜗窗龛 8.鼓室盖 9.锤骨前韧带 10.鼓膜张肌 11.咽鼓管 12.鼓岬

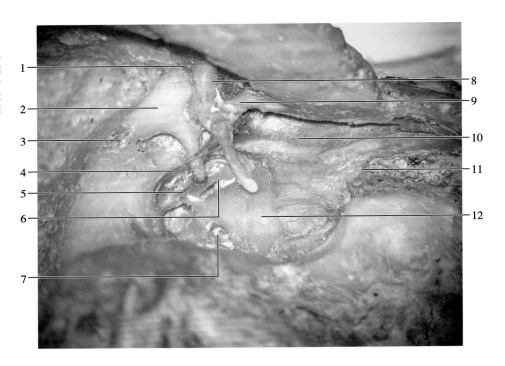

鼓室隔：中鼓室与上鼓室移行处有面神经管、砧骨长脚、镫骨小头、锥隆起、镫骨肌腱及覆盖它们的黏膜皱襞，将中、上鼓室分割开，称为鼓室隔（tympanic diaphragm）。在鼓室隔的前后各有一小孔使中、上鼓室之间相通，分别称为鼓前峡、鼓后峡，为中耳腔换气或引流的关卡（见图1-3-8）。

3. 鼓室内肌肉

（1）鼓膜张肌（tensor tympani muscle）：起自咽鼓管软骨部、蝶骨大翼和鼓膜张肌管壁等处（见图1-3-3、图1-3-5），其肌腱向后绕过匙突呈直角向外止于锤骨颈，由三叉神经下颌支的一小支司其运动，此肌收缩时牵拉锤骨柄向内，增加鼓膜张力，以免鼓膜震破或伤及内耳。

（2）镫骨肌（stapedius muscle）：起自鼓室后壁锥隆起内，向前止于镫骨颈后方（见图 1-3-9、图 1-3-11），由面神经镫骨肌支司其运动；此肌收缩时可牵拉镫骨小头向后，使镫骨足板以后缘为支点，前缘向外跷起，以减少内耳压力。

4. 鼓索　鼓索（chorda tympani nerve）是自面神经垂直段的中部分出，在鼓索小管内向内向前，约于锥隆起的外侧、紧邻鼓膜内侧进入鼓室，经锤骨颈和砧骨长脚之间，向前下方由岩鼓裂出鼓室（见图 1-3-1、图 1-3-4、图 1-3-8、图 1-3-10），与舌神经联合终于舌前 2/3 处，司味觉。

二、咽鼓管

骨性咽鼓管由鼓膜张肌半管和咽鼓管半管构成（见图 1-1-7、图 1-3-3、图 1-3-4）。咽鼓管半管即通常所说的咽鼓管（pharyngotympanic tube 或 Eustachian tube）为沟通鼓室与鼻咽的管道（见图 1-2-5），其外侧端的鼓室口位于鼓室前壁上半部的下部（见图 1-3-3）；内侧端的咽口位于鼻咽侧壁，位于下鼻甲后端的后下方。咽鼓管向内、向前、向下达咽口，故咽鼓管与水平面约成 40° 角，与矢状面约成 45° 角。成人全长约 35mm，外 $\frac{1}{3}$ 为骨部，位于颞骨鼓部与岩部交界处，位于颈内动脉管的前外侧，上方仅有薄骨板与鼓膜张肌相隔，下壁较厚，常有气化；内 $\frac{2}{3}$ 为软骨部，系软骨和纤维膜所构成。骨部管腔呈开放性，内径最宽处为鼓室口，越向内越窄，骨与软骨部交界处最窄，称为峡（见图 1-2-5），内径 1~2mm；自峡向咽口又逐渐增宽称为软骨部，软骨部黏膜呈皱襞样，具有活瓣作用，在静止时闭合成一裂隙，故有防止咽部液体进入鼓室的功能。由于腭帆张肌、腭帆提肌、咽鼓管咽肌起于软骨部和结缔组织膜部（前两者止于软腭，后者止于咽后壁），故当张口、吞咽、呵欠时可借助上述 3 肌的收缩，使咽鼓管咽口开放，以调节鼓室气压，从而保持鼓膜内、外压力平衡。

三、鼓窦

鼓窦（tympanic antrum）为鼓室后上方的含气空腔。鼓窦向前经鼓窦入口与上鼓室相通，向后下通乳突气房；上方以鼓窦盖与颅中窝相隔，内壁前下方有外半规管凸及面神经管凸（见图 1-3-1），后壁借乳突气房及乙状窦骨板与颅后窝相隔，外壁为乳突皮层筛区。

四、乳突

乳突（mastoid process）根据气房发育程度，可分为 4 种类型：①气化型（pneumatic type）乳突全部气化，气房较大而间隔的骨壁较薄，此型约占 80%（图 1-3-12）；②板障型（diploetic type）乳突气化不良，气房较小而多，形如头颅骨的板障；③硬化型（sclerotic type）乳突未气化，骨质致密（图 1-3-13）；④混合型（mixed type）为上述 3 种类型中有任何 2 型同时存在或 3 型俱存者（图 1-3-14）。

图 1-3-12
气化型乳突（右）

1.顶骨 2.顶切迹 3.乳突气房 4.气房间隔 5.二腹肌沟 6.颞骨鳞部 7.外耳道 8.乳突尖

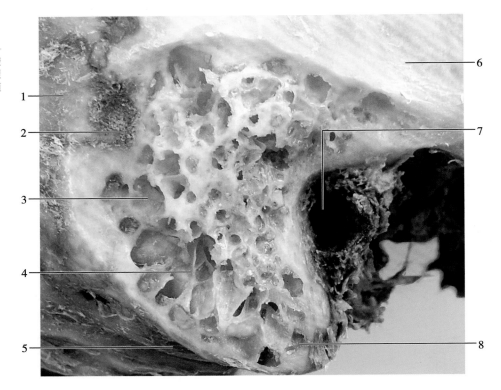

图 1-3-13
硬化型乳突（右）

1.颞线 2.硬化乳突 3.乳突尖 4.外耳道上壁

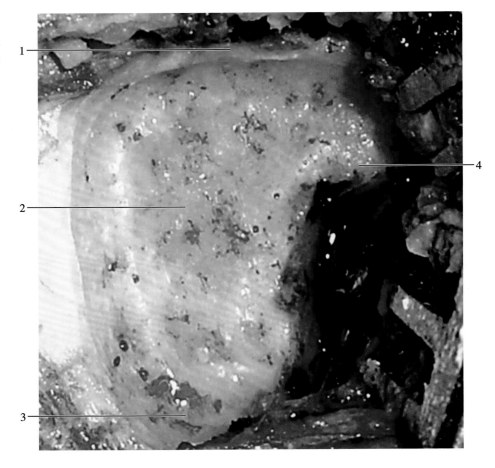

图 1-3-14
混合型乳突（左）

1. 颞骨鳞部 2. 鼓鳞裂 3. 颞
骨鼓部 4. 鼓乳裂 5. 茎突
6. 顶切迹 7. 板障型骨质 8. 乳
突气房 9. 二腹肌沟 10. 乳
突尖

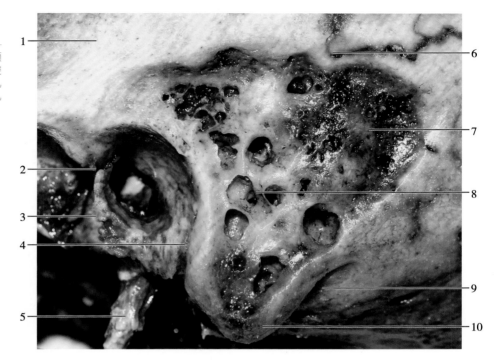

第四节 内 耳 解 剖

内耳（inner ear）又称迷路（labyrinth），为听觉和平衡觉感受器所在的位置，位于颞骨岩部之内，其前外侧为中耳腔，前内侧为颈内动脉，后内侧为颅后窝（脑桥小脑三角区），后外侧为鼓窦（图 1-4-1）。内耳分为骨迷路（osseous labyrinth）和膜迷路（membranous labyrinth），二者形态相似，膜迷路借助纤维束固定于骨迷路内，膜迷路内为内淋巴（endolymph），膜迷路和骨迷路之间为外淋巴（perilymph），内外淋巴互不相通。骨迷路由致密的骨质构成，可分为前庭、半规管和耳蜗（图 1-4-2）。本节主要对骨迷路进行描述。

一、前庭

前庭（vestibule）位于耳蜗和半规管之间，略呈椭圆形（图 1-4-3），前下部稍窄，有一椭圆形小孔通入耳蜗的前庭阶；后上部稍宽，与 3 个半规管的 5 个开口相通。

前庭的外壁即鼓室的内侧壁的一部分，有前庭窗，为镫骨足板所封闭；内侧壁为内耳道底的一部分，上壁骨质中有迷路段面神经穿过；下壁为骨壁。前庭内面较为复杂，有一从前上向后下弯曲的斜形骨嵴，称前庭嵴，嵴之前方为球囊隐窝（spherical recess），内含球囊，窝壁有数小孔称中筛斑（球囊筛区）；嵴之后方为椭圆囊隐窝（elliptical recess），内含椭圆囊，此窝壁及前庭嵴前上端有数小孔称为上筛斑（椭圆囊壶腹筛区）。椭圆囊隐窝前

图 1-4-1
内耳及其毗邻结构（右）

1. 内耳道位听神经　2. 半规管
3. 鼓窦　4. 乳突气房　5. 听
小骨　6. 斜坡　7. 岩枕裂（岩
下窦）8. 岩尖气房　9. 颈动脉
管　10. 耳蜗　11. 棘孔　12. 膝
神经节　13. 脑膜中动脉沟

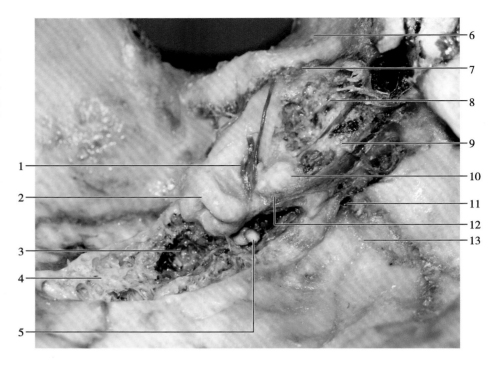

图 1-4-2
骨迷路（左）

1. 前半规管　2. 前庭　3. 耳
蜗　4. 茎突　5. 外半规管　6. 后
半规管　7. 蜗窗龛　8. 茎乳孔
9. 乳突气房

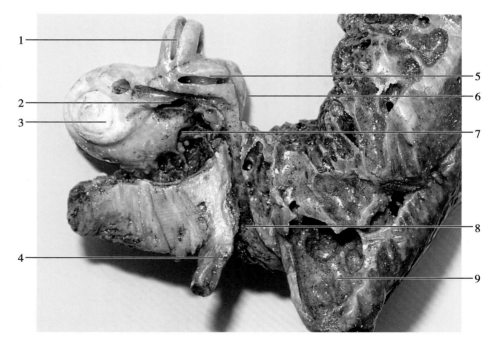

下方有前庭水管（内含内淋巴管）内口（图 1-4-3）；前庭水管在半规管总脚
的内侧向后外行走，其外口位于颞骨岩部后面的内淋巴囊裂隙处（图 1-4-4）。
前庭水管扩大是最常见的内耳畸形之一，颞骨 CT 上前庭水管中段内径大于
1.5mm 为扩大。前庭嵴的后下端呈分叉状，其间有蜗隐窝（cochlear recess），
它与后骨半规管壶腹之间的有孔区称为下筛斑（壶腹筛区）。

图 1-4-3
骨迷路剖面（右）

1.前半规管壶腹 2.外半规管壶腹 3.前庭 4.骨螺旋板 5.蜗窗龛 6.前庭上神经 7.面神经迷路段 8.前庭水管（内淋巴管）内口 9.蜗轴 10.骨蜗管 11.颈动脉管

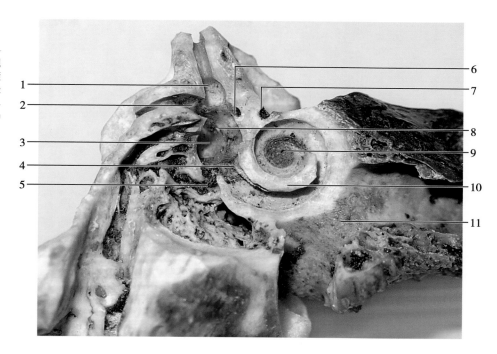

图 1-4-4
前庭水管走行（右）

1.前庭水管内口 2.前庭水管 3.前半规管 4.总脚 5.后半规管 6.内淋巴囊裂。其中，前庭水管开口于前庭（内口），先向内向后走行，绕过半规管总脚内侧，再向后、外扩大为内淋巴囊，其管、囊形似银杏叶

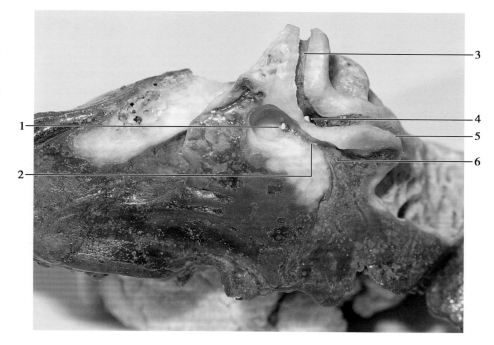

二、骨半规管

骨半规管（osseous semicircular canals）位于前庭的后上方，为三个弓状弯曲的骨管；依其所在位置，分别称为外、前、后半规管（lateral, anterior and posterior semicircular canals）。每个半规管的两端均开口于前庭，其膨大的一端为壶腹（ampulla），内径约为管腔的 2 倍。前半规管的内端和后半规

管的上端合成一总脚，故3个半规管共有5孔通入前庭。两侧外半规管在同一平面上，并与水平面成24°~30°角。两侧前半规管所在平面向后延长相互垂直，亦分别与同侧岩部长轴垂直；两侧后半规管所在平面向前延长也相互垂直，但分别与同侧岩部长轴平行；一侧前半规管与另一侧后半规管所在平面互相平行（图1-4-5~图1-4-9），故三个半规管能感受任何方向的头部角加速度刺激。

图1-4-5
半规管与内淋巴囊裂隙的关系
（右耳）

1. 前半规管 2. 后半规管 3. 内淋巴囊裂隙 4. 二腹肌嵴 5. 外半规管 6. 面神经管水平段 7. 鼓岬 8. 面神经管垂直段 9. 茎乳孔。该图显示气化型乳突切除乳突气房（骨骼化）时之所见：半规管空间关系、内淋巴囊位置及面神经走行。内淋巴囊位于后半规管之后、外半规管平面的延长线下方

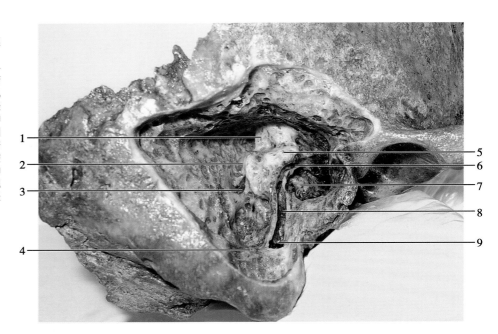

图1-4-6
内耳在颅底对应的位置

1. 耳蜗 2. 前庭 3. 前半规管 4. 外半规管 5. 后半规管 6. 蝶骨 7. 蝶鞍 8. 颈内动脉 9. 颅中窝 10. 斜坡 11. 内耳道 12. 乙状沟 13. 颅后窝

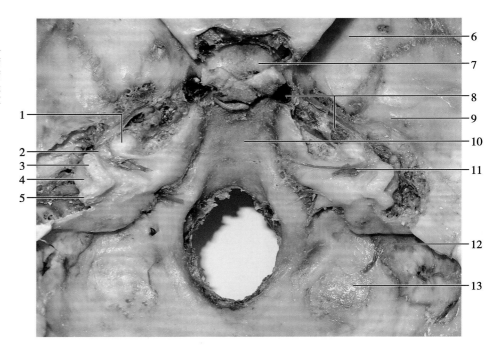

图 1-4-7
内耳在颞骨岩部的位置（右）

1. 蝶鳞缝 2. 脑膜中动脉沟
3. 岩浅神经 4. 颈动脉管
5. 耳蜗 6. 内耳道位听神经
7. 前庭 8. 颈静脉孔神经
部 9. 岩枕缝 10. 颈静脉孔
血管部 11. 枕骨大孔 12. 岩
鳞裂 13. 听小骨 14. 鼓窦
入口 15. 半规管 16. 乳突
气房 17. 乙状沟

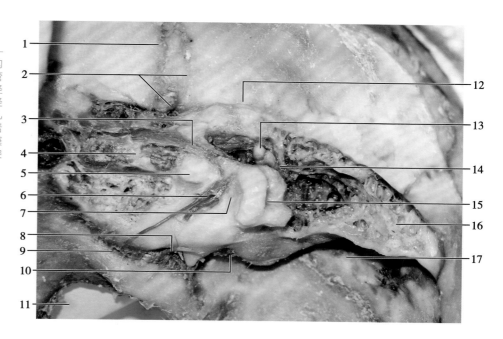

图 1-4-8
半规管与前庭、内淋巴囊
（左）

1. 前半规管 2. 前半规管壶
腹 3. 外半规管壶腹 4. 外
半规管 5. 面神经 6. 总脚
7. 前庭 8. 内淋巴囊 9. 后
半规管

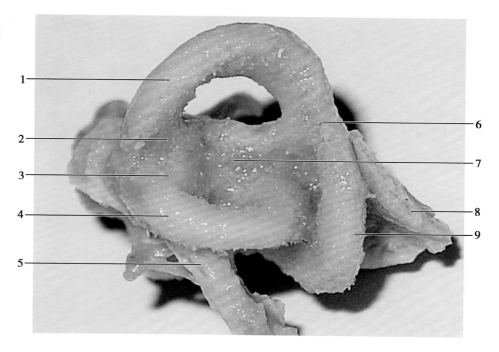

图 1-4-9
半规管的空间位置（左，
剖面）

1.前半规管 2.外半规管
3.总脚 4.后半规管。三个
半规管所在平面近似相互垂直

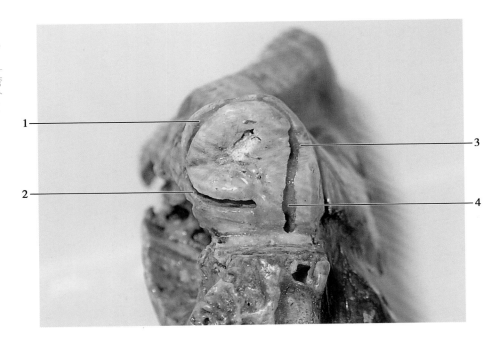

三、耳蜗

耳蜗（cochlea）位于前庭的前面，形似蜗牛壳（见图 1-4-2，图 1-4-10），主要由中央的蜗轴（modiolus）和周围的骨蜗管（osseous cochlear duct）构成（见图 1-4-3）。骨蜗管旋绕蜗轴 $2\frac{1}{2}$~$2\frac{3}{4}$ 周，底周相当于鼓岬。蜗底向后内方，构成内耳道底。蜗顶向前外方，靠近咽鼓管鼓室口。蜗轴形似圆锥，内含蜗神经和螺旋神经节细胞，从蜗轴伸出的骨螺旋板在骨蜗管中同样旋转，蜗神经纤维形似散开的电缆线分布在蜗轴内（图 1-4-11）。基底膜由骨螺旋板处伸出延续到骨蜗管外壁，并将骨蜗管分为上、下两腔（为便于说明耳蜗内部结构，一般将耳蜗自其自然解剖位置向上旋转约 90°，使蜗顶向上、蜗底向下，进行描述），前庭膜又将上腔分为腔，因此骨蜗管共有 3 个管腔：上方者为前庭阶（scala vestibuli），起自前庭，含外淋巴；中间者为中阶（scala media），即膜蜗管，系膜迷路，含内淋巴；下方者为鼓阶（scala tympani），起自蜗窗，为蜗窗膜所封闭，含外淋巴。骨螺旋板顶端形成螺旋板钩，蜗轴顶端形成蜗轴板；螺旋板钩、蜗轴板和膜蜗管顶盲端共围成蜗孔（helicotrema）。鼓阶外淋巴经蜗孔与前庭阶外淋巴相通。在鼓阶的起始部、蜗窗附近的蜗轴处有蜗水管的内口。

图 1-4-10
内耳解剖（左）

1.膝神经节 2.耳蜗 3.前
庭 4.镫骨 5.面神经垂直
段 6.前半规管 7.后半规
管 8.外半规管 9.面神经
水平段 10.镫骨肌。左侧耳
蜗蜗管呈顺时针走行，耳蜗与
半规管之间为前庭，其前庭窗
被镫骨足板封闭；面神经水平
（鼓室）段位于外半规管之下、
镫骨之上

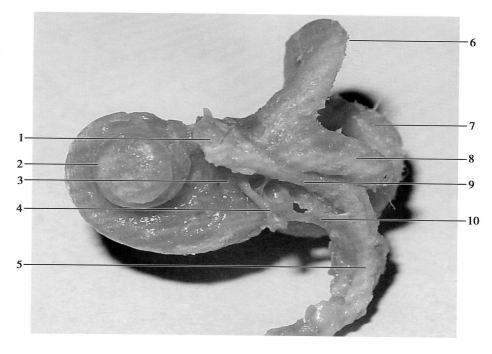

图 1-4-11
蜗神经与耳蜗（左）

1.前半规管 2.内淋巴囊
3.后半规管 4.蜗神经 5.耳
蜗底周

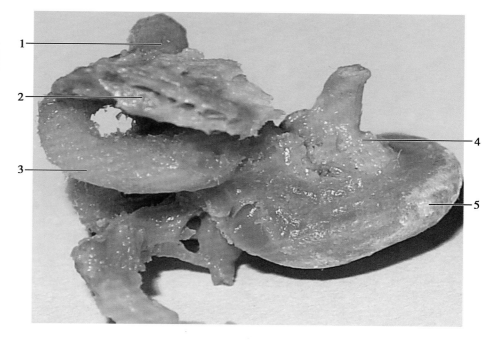

第五节   颞骨内面神经解剖

一、面神经在颞骨内的行程

面神经（facial nerve）为复合神经，主要支配面部表情肌的运动（除提上睑肌）、司泪腺分泌和舌前 $^2/_3$ 的味觉。面神经在颞骨骨质内穿行约 28.5mm，为穿行在颅骨内最长的脑神经，神经直径仅为面神经管直径的 30%~50%，其余为神经束外的血管和结缔组织所填充，沿途接受周围血管的血供。

面神经纤维出脑桥后与前庭 - 耳蜗神经并列进入内耳道（内耳道段，长约 8mm）（图 1-5-1），位于前庭耳蜗神经的前上方，经内耳道底进入有面神经管的迷路段（图 1-5-2），长 3~5mm，内耳道底处面神经管最细，口径最小仅 0.68~1mm，神经与面神经管间几乎无间隙，是面神经水肿时最易嵌顿的地方；该段位于耳蜗和前半规管之间、前庭上方的面神经管内，斜向前外，抵达膝神经节，该处面神经管上壁可缺如，面神经直接与硬脑膜接触，自发性脑脊液耳漏偶尔可发生于此，诊断较为困难（MR 水成像可有助诊断）。尔后膝神经节急转向后外（迷路段与鼓室段的交角约 75°）进入鼓室内侧壁，为鼓室段或称水平段（图 1-5-3），长 7~12mm，此段面神经管外侧壁特别是前庭窗上方处常有裂缺（在成人占水平段的 41%~75%），该段的后半部分位于外半规管之下、前庭窗的上方。约在外半规管的后脚处转弯（为面神经第二膝）垂直向下、稍向后外（水平段与垂直段的交角约为 95°~125°），进入鼓室后壁（乳突段或称垂直段），长约 16mm，在垂直段的起始部发出镫骨肌支支配镫骨肌，在出茎乳孔前发出鼓索，司舌前 2/3 的味觉（图 1-5-3）。该段面神经被致密骨质包绕，先天性骨管裂缺少见，临床上高分辨率 CT 扫描对该段面神经病理性暴露的诊断价值较大。

图 1-5-1
面神经内耳道段（左）

1.前半规管 2.前庭上神经
3.前庭下神经 4.面神经
5.蜗神经。面神经位于内耳道的前上方

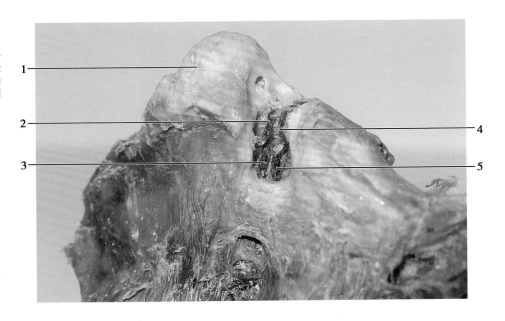

图 1-5-2
面神经迷路段（左）

1.面神经水平段　2.前庭上神经　3.外半规管　4.膝神经节　5.面神经迷路段　6.内耳道　7.前半规管　8.后半规管

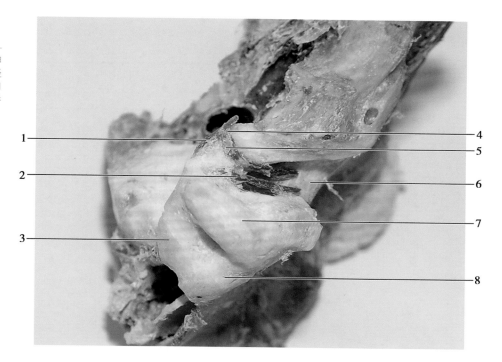

图 1-5-3
面神经水平段、第二膝及垂直段（左）

1.面神经水平段（鼓室段）　2.膝神经节　3.镫骨　4.耳蜗　5.颈内动脉（断端）6.前半规管　7.后半规管　8.外半规管　9.面神经第二膝　10.锥隆起及镫骨肌　11.面神经垂直段（乳突段）12.茎乳孔。
面神经水平段位于外半规管之下、前庭窗之上，垂直段位于外半规管后脚与后半规管凸之间，面神经于垂直段的起始部发出镫骨肌支

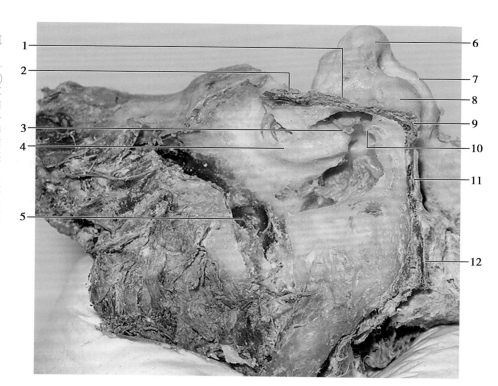

二、面神经在颞骨内的解剖标志

面神经的迷路段位于前庭的上方、耳蜗与前半规管之间的骨质内，前庭上神经的前方（图 1-5-4）。从颅中窝观，膝神经节位于面神经管裂孔的后方；从中耳观察，膝神经节位于匙突的前内方、稍偏上。鼓膜张肌腱从匙突发出后垂直于鼓室内壁向外附着于锤骨颈处（图 1-5-4、图 1-5-5）。

1. 水平段面神经自膝神经节发出近乎水平向后、稍偏外行走，称水平段，该段位于上鼓室内侧壁中、上鼓室交界处，锤砧关节水平稍下的内侧（图 1-5-6），水平段的中、后部位于前庭窗的上方，外半规管的下方（见图 1-5-3）。

2. 垂直段面神经第二膝位于砧骨窝（短脚）的深方（砧骨短脚最后端到面神经的最短距离为 1.8~3.9mm，平均为 2.7mm）（图 1-5-7），外半规管后脚的下方。垂直段则位于外半规管后脚与后半规管凸之间（见图 1-5-3、图 1-5-6），鼓乳裂深方稍后（见第二章第一节），垂直段向下偏外或向下稍前至茎乳孔。面神经镫骨肌支自第二膝处向前内发出（图 1-5-8），而镫骨肌位于面神经垂直段的深部。乳突气化良好者，二腹肌嵴与外耳道后壁的交点和砧骨窝之间的连线，可作为乳突轮廓化时磨除面神经垂直段外侧骨质的标志之一，因此线的深部即为面神经垂直段。茎乳孔位于二腹肌嵴与外耳道后壁交点的内侧（乳突腔面观），茎突与二腹肌沟之间。

图 1-5-4
颅中窝面观颞骨岩部面神经与半规管、听小骨的关系（右）

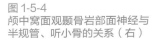

1. 耳蜗　2. 面神经迷路段
3. 面神经内耳道段　4. 前庭上神经　5. 前半规管　6. 岩浅神经　7. 鼓膜张肌　8. 膝神经节　9. 鼓膜张肌腱　10. 锤骨小头　11. 豆状突　12. 砧骨

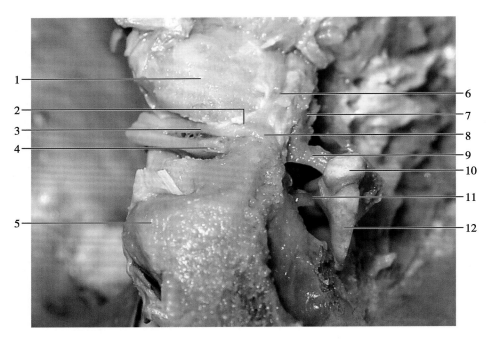

图 1-5-5
面神经与半规管、听小骨的关系（右）

1.前半规管 2.外半规管 3.后半规管 4.面神经第二膝 5.鼓膜张肌腱 6.锤骨小头 7.砧骨体 8.豆状突 9.鼓膜 10.鼓索

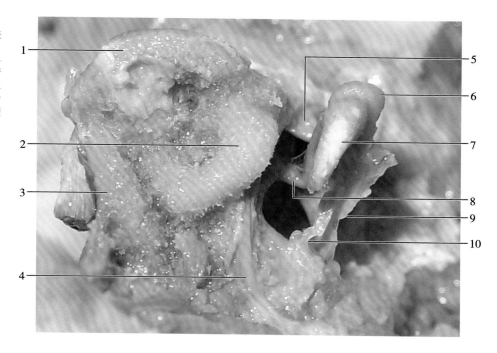

图 1-5-6
面神经与半规管、听小骨的关系（右）

1.前半规管 2.外半规管 3.面神经水平段 4.面神经第二膝 5.面神经垂直段 6.面神经迷路段 7.膝神经节 8.砧骨短脚 9.鼓索 10.鼓膜

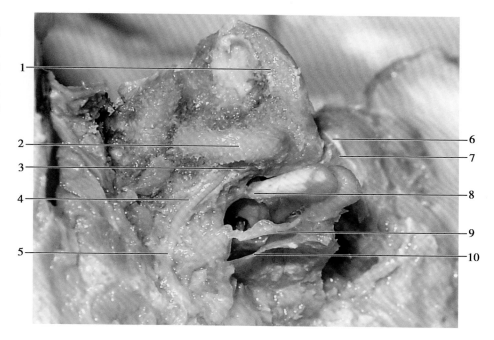

图 1-5-7
砧骨短脚与面神经第二膝的关系（左）

1.鼓膜紧张部　2.鼓索　3.面神经垂直段　4.面神经第二膝　5.锤骨小头　6.砧骨体　7.砧骨短脚　8.外半规管凸　9.前半规管　10.岩乳管乳突端。鼓索（前界）、面神经（后界）及砧骨短脚（上界）构成面神经隐窝的边界（图中三角形）

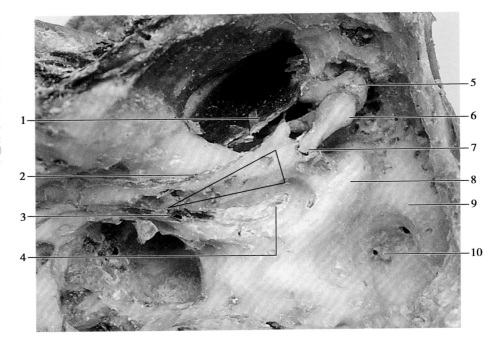

图 1-5-8
面神经与鼓膜张肌腱、镫骨、外半规管的关系（左）

1.面神经迷路段　2.膝神经节　3.面神经水平段（鼓室段）　4.鼓膜张肌腱　5.镫骨小头　6.鼓岬　7.蜗窗龛　8.外半规管　9.镫骨足板　10.镫骨肌　11.面神经垂直段（乳突段）

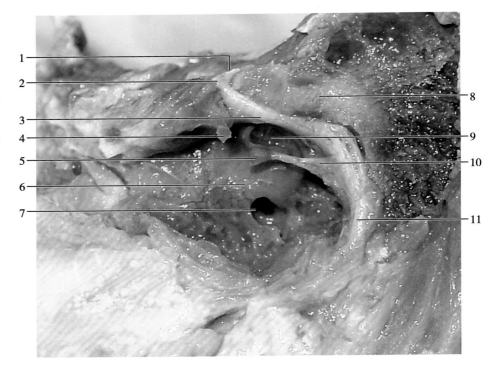

三、面神经垂直段与外耳道及鼓膜的解剖关系

面神经垂直段（乳突段）自第二膝下缘（锥隆起）至茎乳孔，并非垂直下行，而是稍向外（50%~70%）和/或稍向前（30%~50%）走行，因此该段面神经与向外、前下倾斜的鼓膜平面在冠状位形成一定交角。面神经垂直段上段行走于后鼓室壁内，愈向外耳道底壁时，两者愈接近。在鼓环平面定位测量点中，多数标本的鼓环8点钟方向（右耳）或4点钟方向（左耳）距离面神经垂直段最近（图1-5-9~图1-5-12）。约在外耳道下壁水平，面神经位于鼓环平面延长线的外侧（冠状位解剖观察）（图1-5-13），走行于外耳道后壁之后的乳突内、鼓乳裂的内侧，外耳道胆脂瘤侵及外耳道内端后、下壁时，可使该段面神经暴露。另外，经外耳道入路常用于鼓室成形、外耳道成形、下鼓室病变切除，以及开放式乳突根治、外耳道肿瘤等切除术，致使面神经垂直段有被误伤之虞。因此，了解鼓环平面、外耳道后壁与面神经垂直段的关系对于指导外耳道层面相关手术的操作具有重要作用。

图1-5-9
外耳道后壁与面神经垂直段的空间关系（外耳道观）

1.鼓窦入口　2.外耳道后壁　3.鼓膜　4.窦脑膜角　5.外半规管　6.乙状窦　7.面神经垂直段　8.鼓索　9.颈静脉球

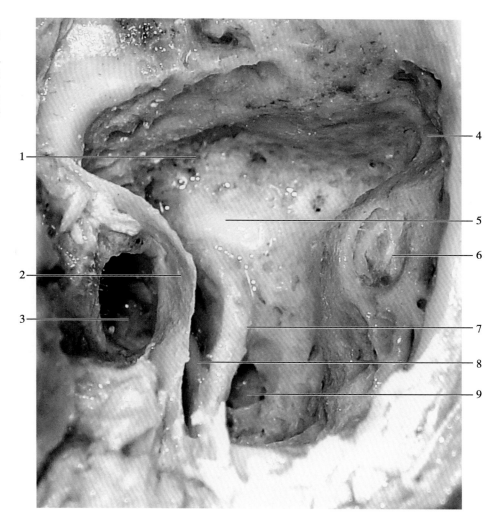

图 1-5-10
外耳道后壁与面神经垂直段的空间关系（左，平行于外耳道后壁观）

1. 鼓 窦 入 口　2. 砧 骨 短 脚
3. 鼓膜　4. 外耳道后壁　5. 窦脑膜角　6. 外半规管　7. 砧镫关节　8. 蜗窗龛（面隐窝开放后）　9. 鼓索　10. 面神经垂直段

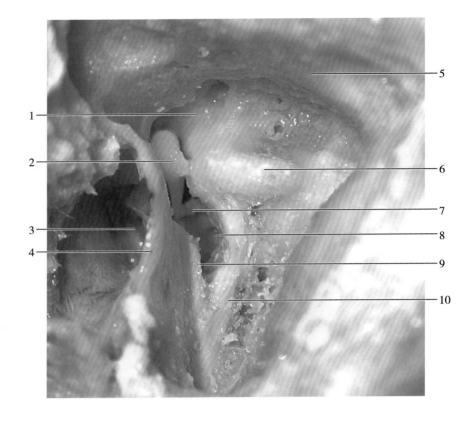

图 1-5-11
鼓环、外耳道底壁与面神经垂直段的空间关系（左，外耳道后壁切除）

1. 鼓膜纤维环　2. 外耳道下壁　3. 鼓索　4. 面神经第二膝　5. 后鼓室外侧壁（面隐窝）　6. 面神经垂直段

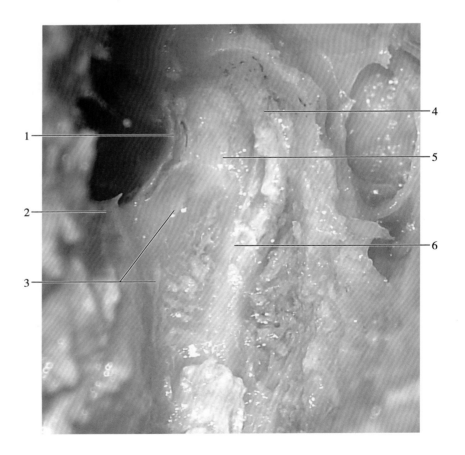

图 1-5-12
鼓窦、外耳道底壁与面神经垂直段的空间关系（左，外耳道后壁切除，面隐窝开放）

1.鼓窦入口 2.砧骨短脚 3.锥隆起 4.鼓膜纤维环 5.蜗窗龛 6.外耳道下壁 7.鼓索断端 8.面神经垂直段 9.鼓窦 10.外半规管 11.岩上窦 12.后半规管 13.颈静脉球 14.颅后窝硬脑膜 15.乙状窦

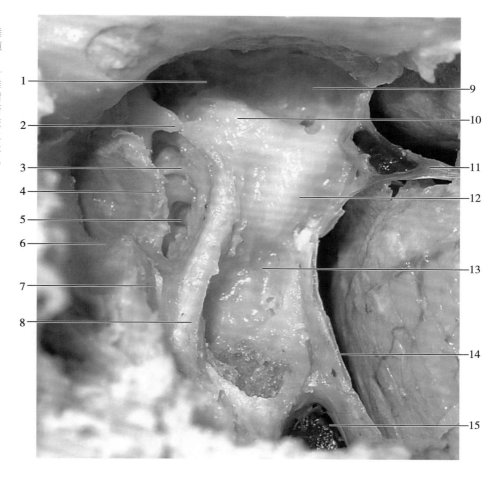

图 1-5-13
鼓环（鼓膜）平面、外耳道底壁与面神经垂直段的空间关系（左）

1.砧骨 2.砧骨短脚 3.鼓膜后缘（鼓膜前后缘重叠） 4.外耳道底壁 5.面神经垂直段 6.外半规管 7.面神经第二膝 8.面神经后气房 9.茎乳孔

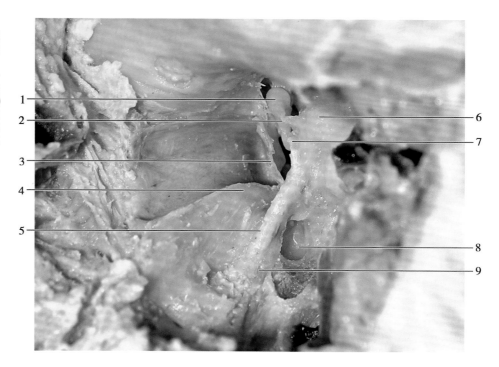

第六节　脑桥小脑三角区和岩尖解剖

一、脑桥小脑三角区解剖

脑桥小脑三角（cerebello pontine angle，CPA）区，其内侧界为脑桥外面，后外侧界为小脑前面，前外侧界为颞骨岩部后面，为三者所构成的近似三角形的蛛网膜下腔间隙（图 1-6-1）。

图 1-6-1
脑桥小脑三角区解剖（上面观）

1. 视神经　2. 颈内动脉　3. 动眼神经　4. 三叉神经　5. 面神经前庭蜗神经束　6. 脑桥　7. 垂体窝　8. 斜坡　9. 颞骨岩部　10. 小脑上动脉　11. 小脑

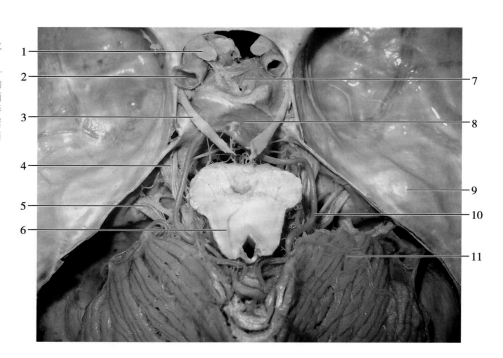

脑桥小脑三角区为脑神经根出入颅最密集的区域之一，前庭蜗神经和面神经根即位于此角（图 1-6-2）。面神经位于前庭蜗神经内侧，它与前庭蜗神经之间有细小的中间神经，中间神经含感觉（味觉）纤维和副交感纤维。面神经自小脑中脚下缘出脑，在脑桥小脑三角池内走行，进入内耳道，称为面神经脑池段。前庭蜗神经（也称位听神经）由蜗神经和前庭神经组成，由脑桥延髓沟入脑。此角下方依次有舌咽、迷走以及副神经根，均位于橄榄后沟内。第四脑室外侧孔及第四脑室脉络丛也在脑桥小脑三角区，恰在面神经和前庭蜗神经下方。三叉神经根在脑桥基底部与小脑中脚交界处，位于此角上方；展神经位于延髓脑桥沟内，在脑桥与延髓锥体之间，位于此角内侧。

小脑下前动脉（anterior inferior cerebellar artery，AICA）起自基底动脉下段，向背外侧斜行，在展神经、面神经和前庭蜗神经腹侧走行，在供应小脑之前先发出分支至延髓的上中 1/3 部和延髓附近的脑桥基底部。小脑下前

图 1-6-2
颞骨岩部后面解剖（颅后窝观）

1.动眼神经　2.三叉神经
3.展神经　4.面神经　5.前庭神经　6.蜗神经　7.舌咽神经　8.迷走神经　9.副神经　10.舌下神经

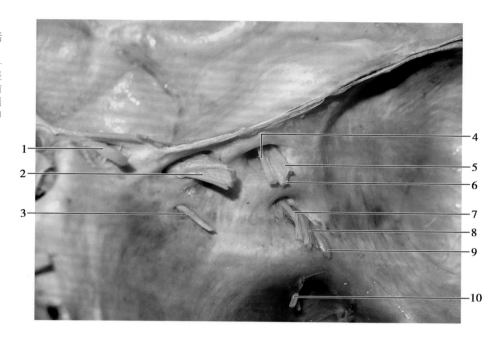

动脉在脑桥小脑三角区内经过时，常形成宽大的动脉袢状弯曲，可通过面神经和前庭蜗神经之上、下或两者之间走行。迷路动脉（labyrinthine artery）又称内听动脉，是一支细长的动脉，多数由小脑下前动脉发出，与面神经、前庭蜗神经伴行进入内耳道，居两者之间，分为蜗支和前庭支分布于内耳，包括半规管、球囊、椭圆囊和耳蜗。

　　脑桥小脑三角区的肿瘤主要有听神经瘤，占脑桥小脑三角区肿瘤的70%~80%，一般认为它起源于前庭神经 Obersteiner Redlich 区外侧，即前庭神经穿出脑桥小脑三角池蛛网膜处，在此处神经间质从神经胶质细胞转变为施旺细胞。其他肿瘤还有脑膜瘤、上皮样囊肿、胶质瘤及转移瘤等。脑桥小脑三角区肿瘤除造成听力下降和小脑损害的症状外，还可压迫位于附近的面神经、舌咽神经和迷走神经，从而产生相应的临床症状。

二、岩尖解剖

　　颞骨岩部之尖端称为岩尖（petrous apex），位于耳蜗和内耳道的前内侧（见图 1-1-3、图 1-1-7）。它内侧和枕骨在斜坡处相连，前外侧和蝶骨大翼相连，前方是颈动脉管（见图 1-4-6、图 1-4-7、图 1-6-1），前上方组成颅中窝底的一部分，后内表面沿斜坡向外延伸，组成颅后窝的前外界。下表面不规者，是颞下肌肉的附着点（见图 1-1-2）。大量的神经、血管围绕着岩尖，这在某种程度上对外科治疗是一种挑战。颈动脉管沿岩部长轴横贯至岩尖。海绵窦及三叉神经位于其前上方。展神经、海绵窦与岩上窦的交汇通过其前、内侧。因此，岩尖前邻破裂孔（颅底之薄弱处，且贯穿颅内外），内靠蝶鞍、海绵窦，后接斜坡，外依内耳道、迷路，它与周围之疾病可相互影响，范围广泛或晚期肿瘤时难以判断其原发部位。

耳疾病与
CT

Ear
disease
and CT
2nd edition

第二章
耳断层解剖与 CT 对照

第二章
耳断层解剖与 CT 对照

颞骨 CT 图像理解的难点之一在于对耳解剖知识的缺乏。通过阅读第一章，我们对耳相关解剖已有一定的了解，本章中耳断层解剖将颞骨分解为若干连续平行的剖面（水平位、冠状位、矢状位），并与对应的耳（颞骨）CT 图像进行对比、标识，阐述其临床意义。根据术前影像学的提示准确识别术中病变的位置、范围及其与毗邻结构的关系；根据术后的影像学表现预测手术效果、了解并发症的原因，这也是耳外科及相关科室医师的基本功之一。

第一节　颞骨 CT 扫描及颞骨断层标本的制作

一、耳 CT 扫描

由于高分辨率 CT（high resolution computed tomography，HRCT）能对中耳、内耳以及颞骨相关解剖的细小结构进行显示，因此该项检查技术已广泛应用于临床，选择骨算法重建使骨与空气或软组织间高密度差的分界更锐利，窗宽 4 000HU，窗位 700HU，层厚 1mm，层间隔 1mm。扫描前先将尸头晾干至中耳乳突内的固定液消失后，再进行扫描，可避免出现"中耳积液"的假象，而不影响颞骨本身的结构观察。

耳（颞骨）二维图像通常用水平位（轴位）、冠状位及矢状位进行重建，这些层面在显示某个结构时各有其优缺点。但有一点是相同的：平行于扫描层面的结构仅能部分显示或根本就不能显示，如：水平位能清晰显示所扫描结构的前后及内外结构；冠状位能较为清晰地显示扫描结构的上下及内外结构；矢状位则对前后及上下结构显示有其优越性，但它们对与其平行的某些结构显示欠佳。

二、耳断层标本的制作

待尸头晾干后，取下颞骨，于鼓室盖处钻一小孔，将适量环氧树脂注入鼓室，60℃聚合 48h，与颞骨 CT 对照逐层磨出对应结构。用数码相机逐层记录下所要观察的结构。

第二节　颞骨断层解剖与 CT 对照——水平位

　　颞骨 CT 水平位能清晰显示骨迷路、面神经迷路段、膝神经节、面神经水平段内外壁、内耳道前后壁、听小骨、前庭窗、蜗窗、锥隆起、面隐窝、外耳道前后壁、咽鼓管、颈内动脉管、颈静脉球、乙状沟等结构，但对某些结构的上下壁（鼓室盖、外耳道及内耳道的上下壁）显示欠佳。本节所显示的均为右侧颞骨水平断层及其对应二维 CT 的图像，从前半规管弓扫描至茎乳孔。

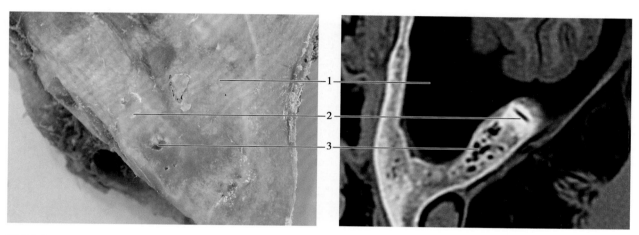

图 2-2-1
前半规管凸层面（右）

1. 颅中窝　2. 前半规管　3. 岩部气房。前半规管凸是内耳最高部位，位于弓状隆起之下，是颅中窝外科标志之一。水平位可以诊断颅中窝低位，但对其完整与否不易做出精确诊断，对前半规管裂的诊断价值也不大

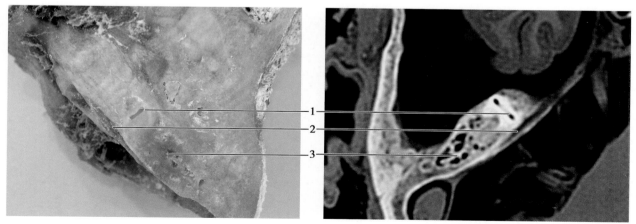

图 2-2-2
前半规管弓层面（右）

1. 前半规管弓　2. 岩上沟　3. 岩部气房。前半规管弓与岩部长轴垂直（或与岩上沟垂直）

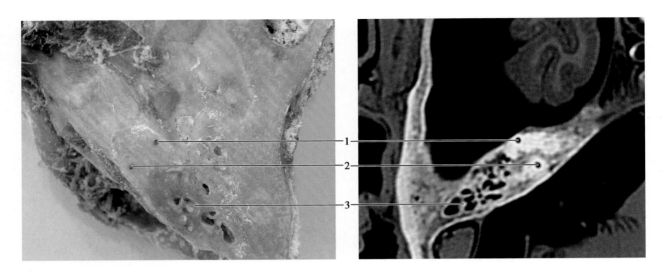

图 2-2-3
前半规管脚层面（右）

1. 前半规管前脚　2. 前半规管后脚　3. 岩部气房

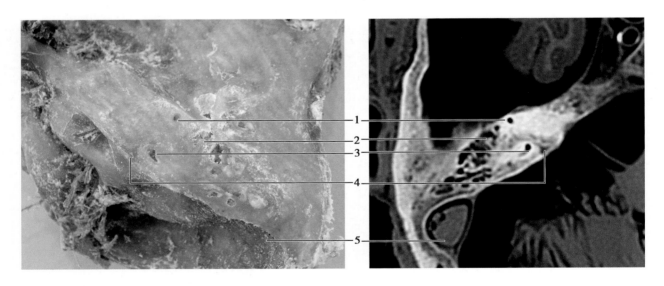

图 2-2-4
总脚层面（右）

1. 前半规管前脚　2. 岩部气房　3. 总脚　4. 岩乳管　5. 乙状沟。岩乳管为沟通鼓窦与颅内的潜在通道，内有弓下动静脉，位于前半规管弓下、外半规管上，中耳乳突的炎症可经此管引起颅内并发症

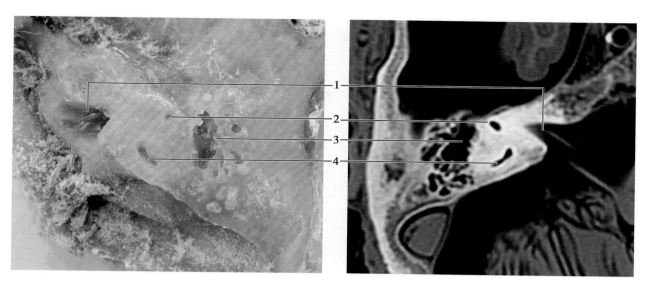

图 2-2-5
后半规管弓层面（右）

1. 内耳道　2. 前半规管前脚　3. 鼓窦　4. 后半规管弓。后半规管弓与岩部长轴平行；乳突气房开口于鼓窦

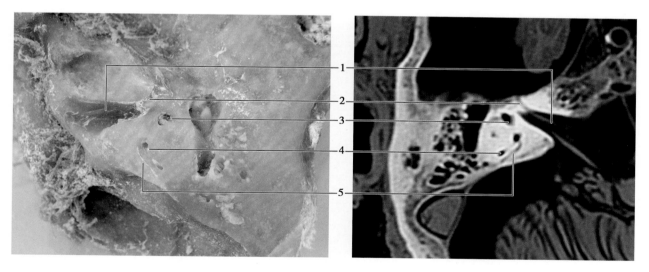

图 2-2-6
面神经（管）迷路段、前庭水管层面（右）

1. 内耳道　2. 面神经（管）迷路段　3. 前半规管壶腹　4. 后半规管　5. 前庭水管。内耳道可呈管形、壶腹形，长约 10mm，在内耳道底处稍宽。内耳门后壁受压，可使内耳道呈锥形扩大，是听神经瘤的典型表现之一。内耳道狭窄可导致感音神经性听力损失，同时内耳道是颞骨较为薄弱的部位之一，颞骨横向骨折可致该处内耳断裂、面神经受挫。此段面神经经内耳道底进入颞骨，为迷路段，长 3~5mm；正常前庭水管中段内径在 1.5mm 以下

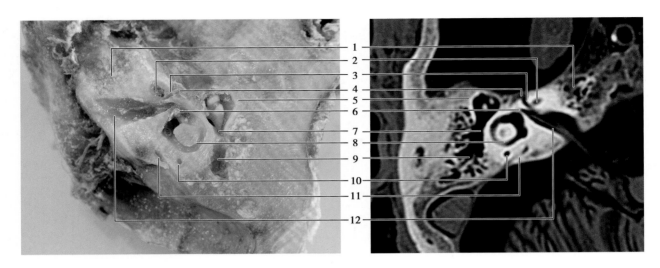

图 2-2-7
外半规管层面（右）

1. 岩尖气房　2. 耳蜗　3. 面神经（管）迷路段　4. 膝神经节　5. 鼓室盾板　6. 前庭上神经　7. 鼓窦入口　8. 外半规管　9. 鼓窦　10. 后半规管弓　11. 前庭水管（内淋巴管）　12. 内耳道。在外半规管层面可清晰地显示前庭水管走行，前庭水管扩大是最常见的内耳畸形之一，常为双耳同时患病。外半规管凸向鼓窦入口，是面神经鼓室段重要标志之一，也是上鼓室通向鼓窦、乳突的狭窄通道，上鼓室胆脂瘤在向乳突方向扩展时，常破坏外半规管弓，导致迷路瘘管形成

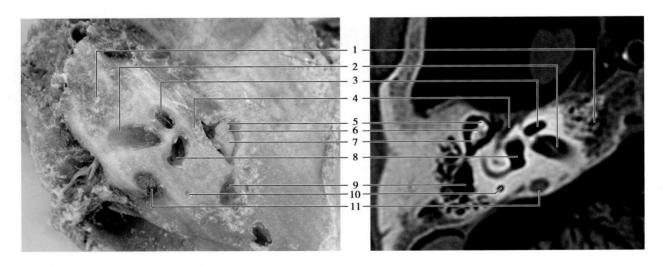

图 2-2-8
面神经水平段、锤砧关节层面（右）

1. 岩尖气房　2. 内耳道　3. 耳蜗　4. 面神经管水平段（鼓室段）　5. 锤骨小头　6. 锤砧关节　7. 砧骨体　8. 前庭　9. 鼓窦　10. 后半规管弓　11. 颈静脉球（高位）。岩尖位于颞骨岩部的前内侧，是胆固醇肉芽肿、先天性胆脂瘤的好发部位之一。锤骨小头、砧骨体位于上鼓室内，为前内、后外排列，锤砧关节内侧为面神经鼓室段（水平段）。该段面神经长约 11mm，其外侧管壁甚薄，也可出现裂缺，为中耳乳突手术时易误伤部位

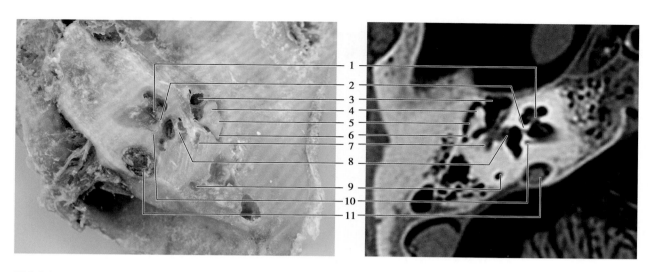

图 2-2-9
前庭窗层面（右）

1. 蜗神经（孔） 2. 前庭下神经（孔） 3. 上鼓室前隐窝 4. 锤骨小头 5. 砧骨体 6. 砧骨短脚及砧骨窝 7. 面神经水平段后端 8. 镫骨足板（前庭窗） 9. 后半规管弓 10. 单孔（后壶腹神经）11. 颈静脉球。该层面能清晰显示蜗神经孔、前庭下神经及单孔。蜗神经孔狭窄常导致感音神经性听力损失，多为单侧发病。位于锤骨小头前内侧的上鼓室前隐窝，常因 Cog 嵴的遮挡成为病变隐匿处。

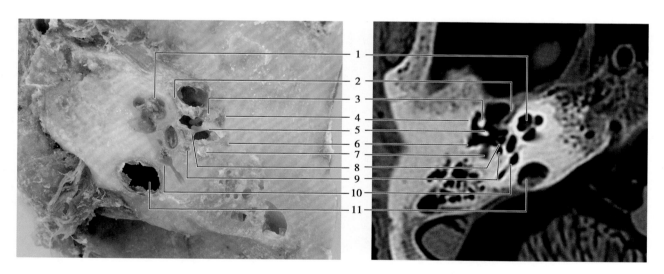

图 2-2-10
面神经第二膝、镫骨、鼓膜张肌层面（右）

1. 耳蜗 2. 鼓膜张肌（半管） 3. 锤骨颈 4. 鼓室盾板 5. 砧骨长脚 6. 面隐窝 7. 面神经第二膝 8. 镫骨 9. 鼓室窦 10. 后半规管及其壶腹 11. 颈静脉球。该层面耳蜗三周均可显示，可判断耳蜗发育情况。经面隐窝径路是人工耳蜗植入、后鼓室探查的路径之一。镫骨前、后脚隐约可见

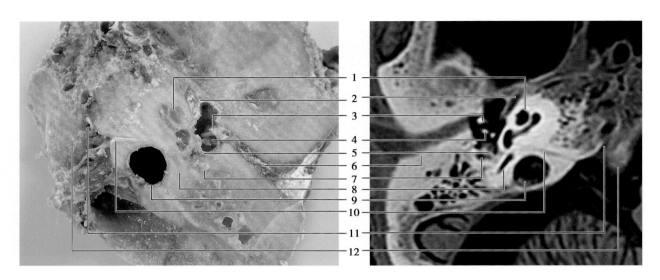

图 2-2-11
砧镫关节、锥隆起、蜗水管层面（右）

1. 耳蜗　2. 鼓膜张肌（半管）　3. 锤骨柄　4. 砧镫关节（豆状突、镫骨小头）　5. 锥隆起　6. 外耳道上壁　7. 面神经第二膝　8. 后半规管　9. 颈静脉球　10. 蜗水管　11. 岩枕裂　12. 枕骨。锥隆起（镫骨肌腱）位于面神经干的前内侧；蜗水管也是颞骨横向骨折的常见部位之一。

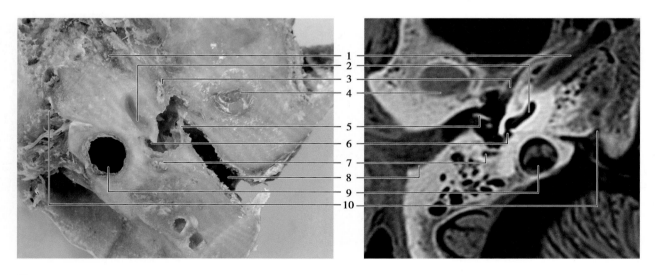

图 2-2-12
蜗窗龛层面（右）

1. 颈动脉管水平段　2. 耳蜗　3. 鼓膜张肌（半管）　4. 颞下颌关节顶壁　5. 锤骨柄　6. 蜗窗龛　7. 面神经垂直段（乳突段）　8. 外耳道　9. 颈静脉球　10. 岩枕裂。蜗窗龛位于后鼓室、鼓岬后下方，是人工耳蜗植入术、人工中耳植入的重要标志

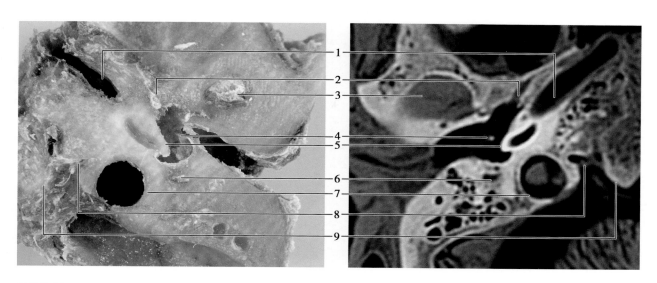

图 2-2-13
颈内动脉、锤骨柄脐部（右）

1.颈动脉管　2.鼓膜张肌（半管）　3.颞下颌关节囊　4.锤骨柄　5.鼓岬　6.面神经垂直段　7.颈静脉孔血管部　8.颈静脉孔神经部　9.枕骨。咽鼓管位于鼓室前壁的中部偏上方，颈动脉管位于鼓室前壁的内侧，咽鼓管和颈动脉管之间骨质较薄，甚至裂缺。颈动脉管位于耳蜗的前内下方，颈静脉窝位于耳蜗的后内下方。面神经乳突段长约 16mm，在硬化型乳突，面神经被周围致密骨质包绕，面神经管自然裂缺的发生概率较小；乳突气化良好时，面神经较难辨认，尤其是周围气房有阻塞性炎症或骨质破坏时

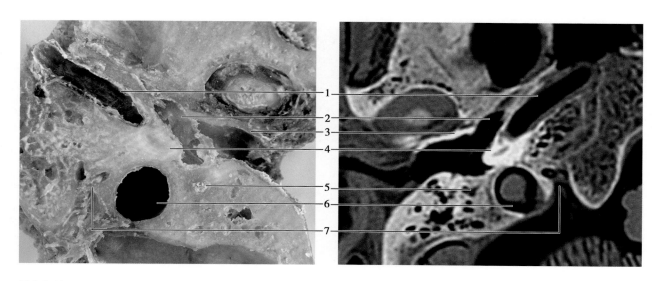

图 2-2-14
耳蜗底周层面（右）

1.颈动脉管水平段　2.咽鼓管鼓室口　3.外耳道前壁　4.耳蜗底周　5.面神经　6.颈静脉孔血管部　7.颈静脉孔神经部。颞骨鼓部组成颞下颌关节的后壁，即外耳道前壁

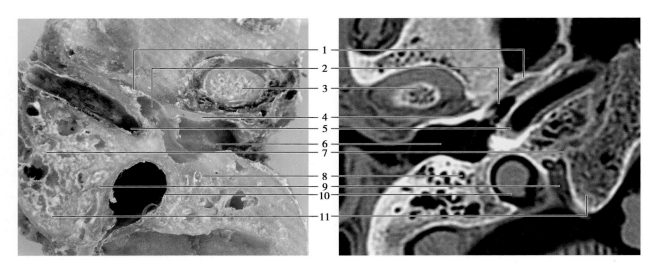

图 2-2-15
咽鼓管半管、颈动脉管层面（右）

1. 鼓膜张肌半管　2. 咽鼓管半管　3. 下颌骨关节突　4. 外耳道前壁　5. 颈动脉管水平段　6. 外耳
道　7. 岩枕裂　8. 面神经　9. 颈静脉孔神经部　10. 颈静脉孔血管部　11. 枕骨。该层面颈动脉管
外壁甚薄，处理咽鼓管病变时应避免向内侧用力挤压，以避免引起颈内动脉损伤致大出血

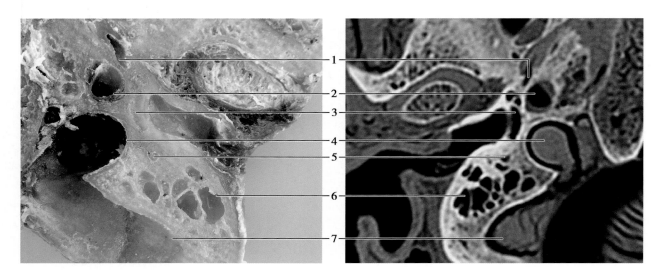

图 2-2-16
下鼓室层面（右）

1. 咽鼓管半管　2. 颈动脉管垂直段　3. 下鼓室　4. 颈静脉球　5. 面神经　6. 乳突气房　7. 乙状
沟。该层面咽鼓管处于骨部与软骨部交界处，管径较细。鼓膜张肌半管与咽鼓管呈近似平行状，向
前内下侧走行。另外该层面面神经处于鼓膜（鼓环平面）向后的纵向延长线上，外耳道胆脂瘤侵蚀
外耳道骨质时可致面神经暴露。乙状沟前壁骨质疏松、缺失或破坏是中耳乳突炎性疾病引起颅内并
发症的重要征象之一

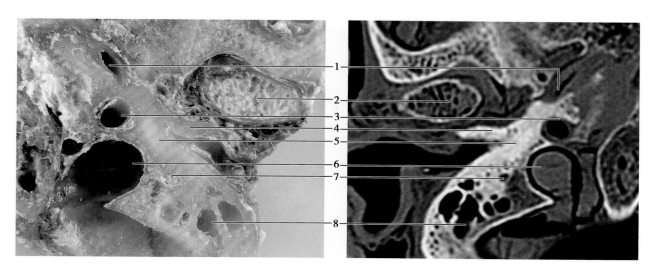

图 2-2-17
鼓室底壁层面

1. 咽鼓管软骨部　2. 下颌骨升支　3. 颈动脉管　4. 外耳道前壁　5. 鼓室底壁　6. 颈静脉球　7. 面神经垂直段　8. 乳突尖气房

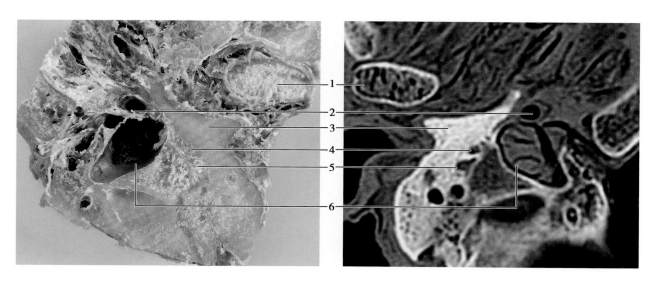

图 2-2-18
茎乳孔、外耳道底壁层面

1. 下颌骨升支　2. 颈内动脉　3. 外耳道底壁　4. 茎突骨髓　5. 茎乳孔　6. 颈内静脉。颞骨鼓部组成外耳道底壁。茎乳孔为面神经出颅处,位于茎突和乳突尖之间,茎突骨髓易与茎乳孔混淆

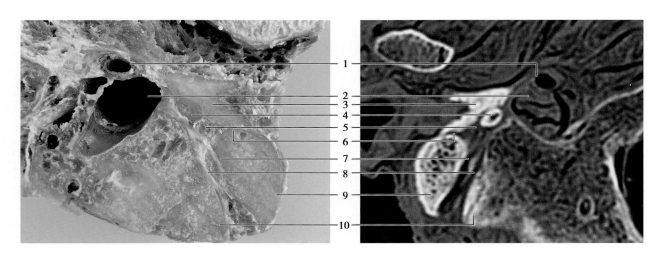

图 2-2-19
二腹肌沟层面（右）

1. 颈内动脉　2. 颈内静脉　3. 外耳道底壁　4. 茎突　5. 面神经　6. 鼓乳裂　7. 二腹肌沟　8. 枕动脉沟　9. 乳突尖　10. 枕骨。鼓乳裂可作为面神经乳突段的标志之一。乳突炎症突破乳突内侧骨皮质，沿胸锁乳突肌向颈部扩散可形成 Bezold 脓肿、颈深部脓肿等

第三节　颞骨断层解剖与 CT 对照——冠状位

　　颞骨 CT 冠状位能清晰显示骨迷路、鼓室盖、听小骨（包括锤砧关节、砧镫骨关节）、鼓室盾板、外耳道上底壁、内耳道上下壁、前庭窗、蜗窗、面神经管垂直段的内外壁等结构，但对镫骨前后脚、面神经管鼓室段下壁及面神经第二膝、面隐窝、前庭水管、蜗水管、乙状沟前壁显示较差。本节所显示的均为左侧颞骨冠状断层及其对应二维 CT 的图像，从咽鼓管软骨部扫描至内淋巴囊。

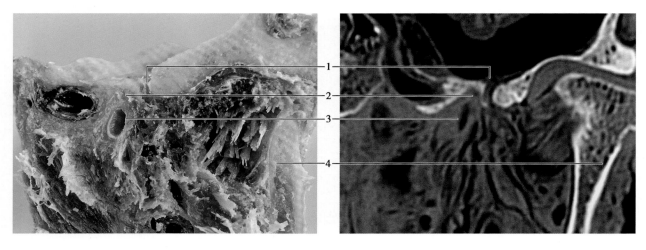

图 2-3-1
咽鼓管软骨部、棘孔层面（左）

1. 棘孔　2. 鼓膜张肌半管　3. 咽鼓管　4. 下颌骨升支

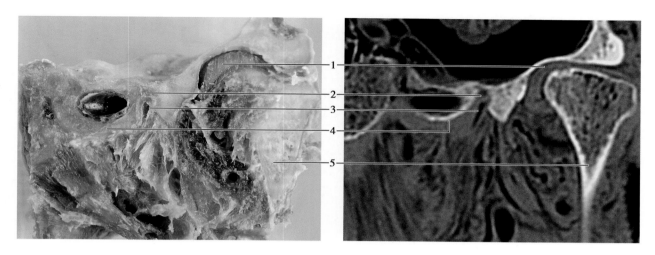

图 2-3-2
咽鼓管骨部与软骨部交界层面（左）

1. 颞下颌关节窝及关节盘　2. 鼓膜张肌半管　3. 咽鼓管　4. 颈动脉管水平段　5. 下颌骨升支

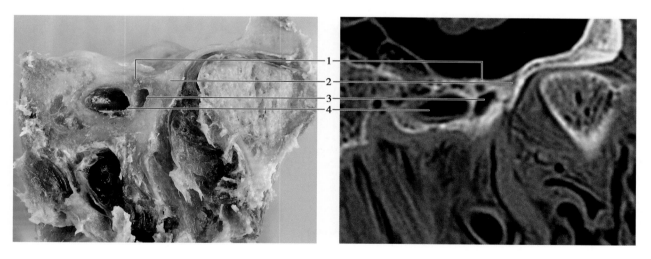

图 2-3-3
咽鼓管骨部层面（左）

1. 鼓膜张肌半管　2. 岩鳞裂　3. 咽鼓管　4. 颈动脉管水平段。鼓膜张肌半管和咽鼓管半管成上下
排列，颈动脉管水平部位于咽鼓管半管的内侧

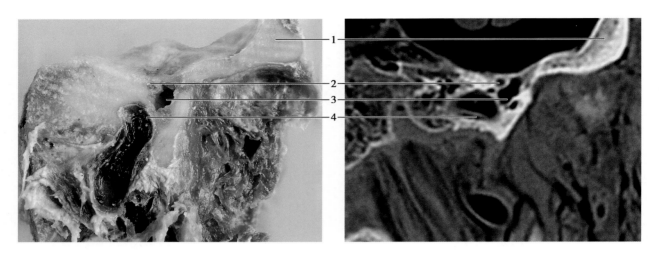

图 2-3-4
咽鼓管鼓室口层面（左）

1. 颞骨鳞部　2. 鼓膜张肌半管　3. 咽鼓管　4. 颈动脉管。该层面颈内动脉与咽鼓管之间仅以甚薄骨板相隔

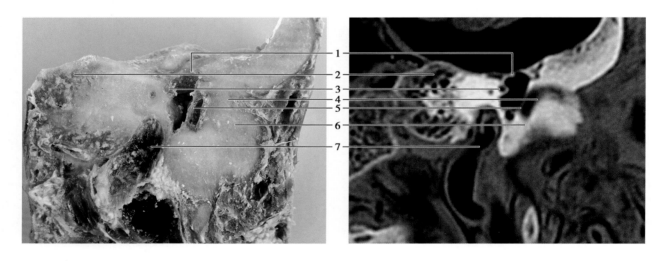

图 2-3-5
外耳道前下角层面（左）

1. 鼓室盖　2. 岩尖气房　3. 鼓膜张肌半管　4. 外耳道前壁　5. 鼓膜　6. 外耳道下壁　7. 颈动脉管垂直段。外耳道前壁由颞骨鼓部组成

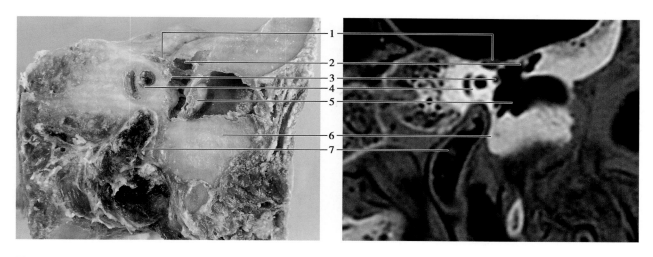

图 2-3-6
膝神经节层面（左）

1.膝神经节　2.上鼓室　3.鼓膜张肌半管　4.耳蜗　5.鼓膜　6.外耳道下壁　7.颈动脉管。膝神经节位于鼓膜张肌半管内上方，两者相距甚近

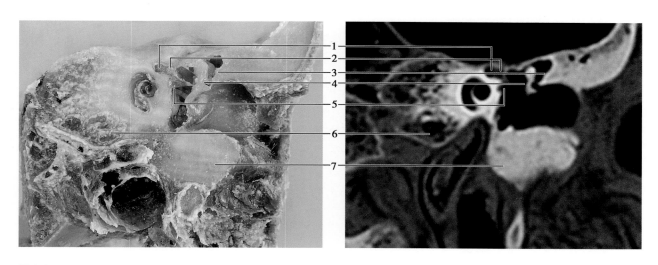

图 2-3-7
面神经水平段起始部、锤骨小头层面（左）

1.面神经迷路段　2.面神经水平（鼓室）段　3.鼓室盾板　4.锤骨　5.匙突　6.岩尖气房　7.颞骨鼓部（外耳道下壁）。在锤骨小头层面，面神经分为面神经迷路段（位于耳蜗上方骨质中）、鼓室段，两者呈鹰眼样排列。锤骨小头位于上鼓室内，其外侧为鼓室盾板。鼓膜松弛部、鼓室盾板与锤骨颈之间的间隙称为 Prussak 间隙，与上鼓室内陷袋的形成有一定关系。鼓室盾板破坏，Prussak间隙扩大并代之以软组织，常为上鼓室胆脂瘤的典型表现。

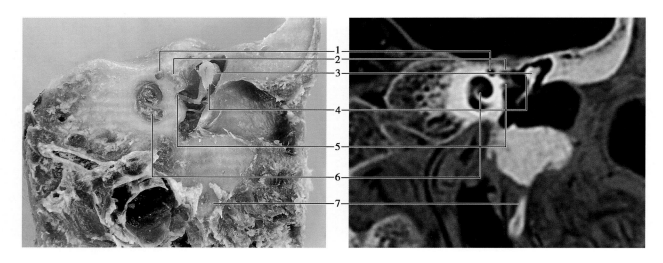

图 2-3-8
锤砧关节、匙突层面（左）

1. 面神经迷路段 2. 面神经水平段 3. 砧骨体 4. 锤骨小头 5. 匙突 6. 耳蜗 7. 茎突。该层面
面神经水平段几乎位于匙突的上方，垂直鼓室内侧壁向外走行者为鼓膜张肌腱（附着于锤骨颈内侧）

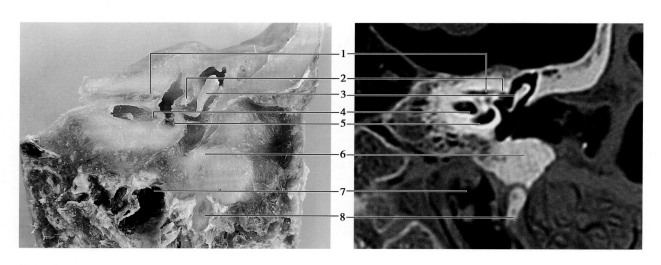

图 2-3-9
砧骨体、长脚层面（左）

1. 面神经内耳道段 2. 面神经水平段 3. 砧骨体及长脚 4. 蜗神经 5. 耳蜗 6. 外耳道下壁 7. 颈
内静脉 8. 茎突

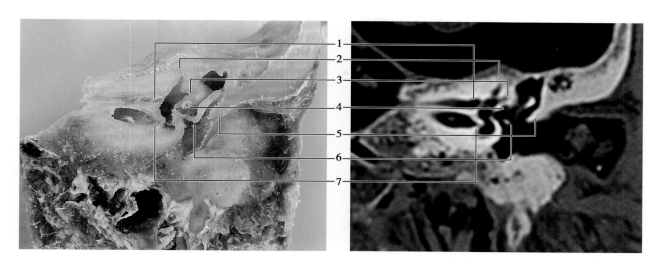

图 2-3-10
砧镫关节层面（左）

1. 面神经内耳道段　2. 弓状隆起及其下方的前半规管　3. 外半规管　4. 面神经水平段　5. 鼓室盾板　6. 砧镫关节　7. 蜗神经孔。该层面面神经位于外半规管的下方

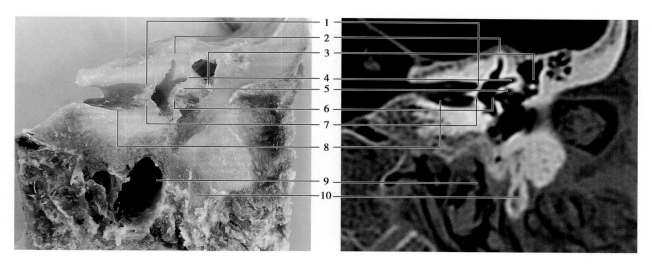

图 2-3-11
前庭窗层面（左）

1. 前庭上神经　2. 前半规管前脚　3. 砧骨短脚及鼓窦入口　4. 外半规管前脚　5. 面神经　6. 前庭窗　7. 前庭下神经　8. 内耳道　9. 颈静脉窝　10. 茎突。该段面神经位于前庭窗与外半规管之间，面神经管裂缺常发生于前庭窗之上部位。前庭窗近似卵圆形，稍向外倾斜，偶尔可发现前窗狭窄或闭锁。砧骨短脚位于鼓窦入口下壁，是面神经第二膝的重要标志

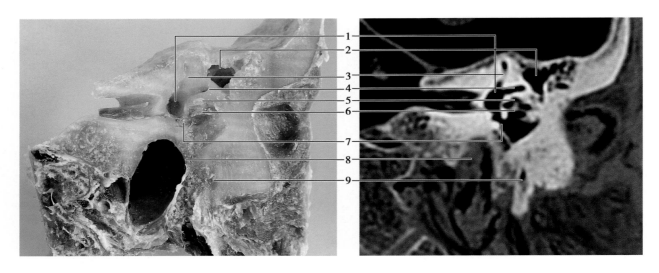

图 2-3-12
蜗窗层面（左）

1. 前庭 2. 鼓窦入口 3. 前半规管前脚 4. 外半规管前脚 5. 面神经 6. 锥隆起 7. 蜗窗龛 8. 颈静脉窝 9. 茎突骨髓。蜗窗龛开口于后下鼓室

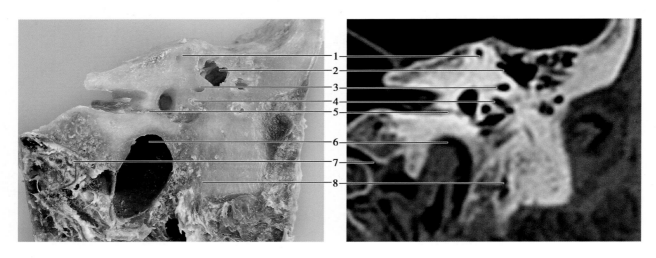

图 2-3-13
单孔神经层面（左）

1. 前半规管 2. 鼓窦 3. 外半规管 4. 面神经 5. 单孔神经（管）6. 颈静脉窝 7. 岩枕裂 8. 茎突骨髓

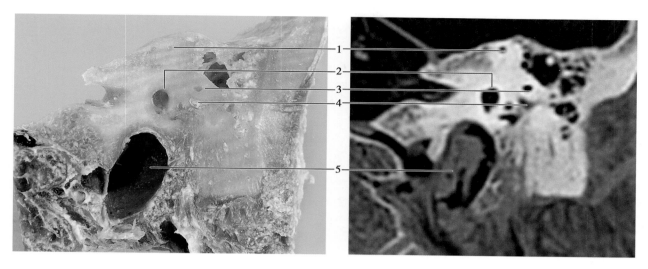

图 2-3-14
面神经第二膝层面

1. 前半规管 2. 前庭 3. 外半规管 4. 面神经第二膝 5. 颈静脉窝。面神经第二膝在冠状位不易
辨认，但它位于外半规管之下，因此外半规管可作为其标志之一。前半规管骨管的自然裂缺在冠状
位上较易发现，但斜矢状位更易观察其裂缺大小、位置

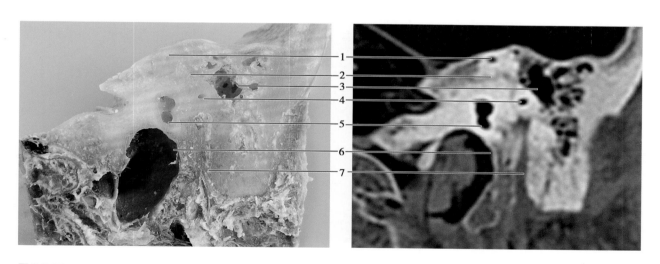

图 2-3-15
岩乳管层面（左）

1. 前半规管 2. 岩乳管 3. 鼓窦 4. 外半规管 5. 后半规管壶腹 6. 颈静脉窝 7. 面神经垂直
段。岩乳管位于前半规管弓之下、外半规管之上的较为疏松的骨质内，沟通鼓窦与颅后窝

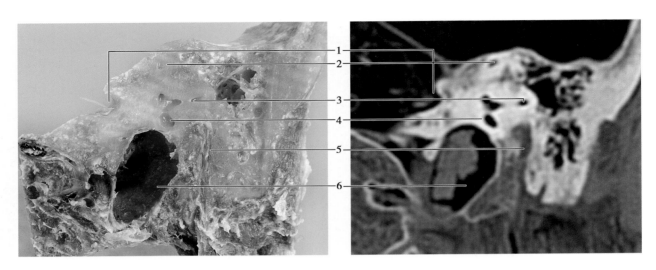

图 2-3-16
面神经垂直段层面（左）

1. 内耳门（内耳道口） 2. 前半规管 3. 外半规管后脚 4. 后半规管壶腹 5. 面神经垂直段 6. 颈静脉球。面神经乳突段位于外半规管弓和外半规管后脚之间、向下稍偏外走向

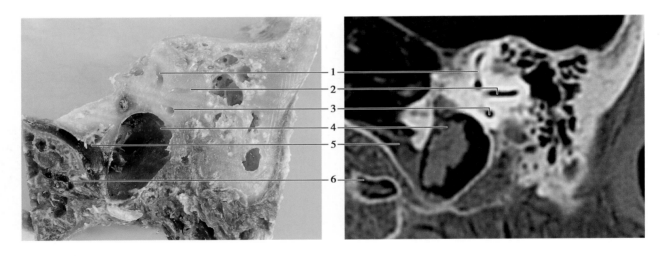

图 2-3-17
前半规管、外半规管后脚层面（左）

1. 前半规管后脚 2. 外半规管后脚 3. 后半规管下脚 4. 颈静脉孔血管部 5. 颈静脉孔神经部 6. 舌下神经管

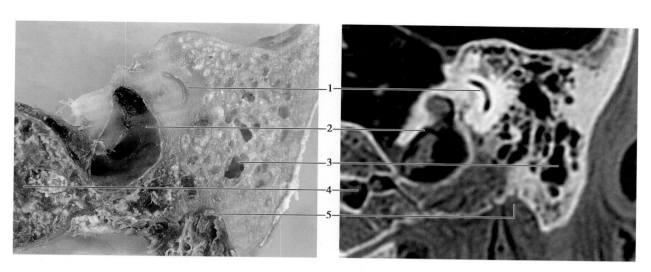

图 2-3-18
后半规管弓层面（左）

1. 后半规管弓　2. 颈静脉球　3. 乳突尖气房　4. 舌下神经管（枕骨内）　5. 二腹肌沟。后半规管呈向外的半弧形状，周围骨质致密；气化型乳突其内炎症向外穿破骨皮质可形成耳后骨膜下脓肿，向内炎症穿破乳突尖内侧骨皮质可形成 Bezold 脓肿

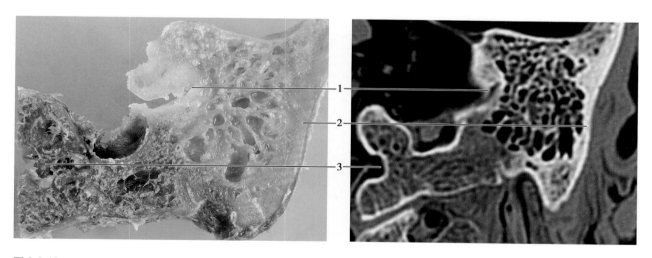

图 2-3-19
内淋巴囊裂隙层面（左）

1. 内淋巴囊裂隙　2. 乳突骨皮质　3. 舌下神经管内口

第四节　颞骨断层解剖与 CT 对照——矢状位

　　矢状位能清晰显示外耳道周壁、锤砧关节、鼓室盖、鼓窦盖、面神经管水平段及垂直段、咽鼓管骨部、内耳道周壁等，但对鼓室盾板、前庭窗、镫骨足板等显示欠佳。本节所显示的均为左侧颞骨矢状断层及其对应二维 CT 的图像，从骨性外耳道扫描至内耳门。

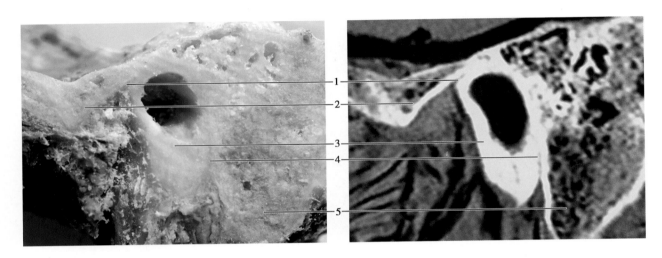

图 2-4-1
外耳道中段层面（左）

1. 鼓鳞裂　2. 颞骨（鳞部）颧突根　3. 颞骨鼓部　4. 鼓乳裂　5. 乳突。矢状位可清晰显示骨性外耳道的大小、形态、四壁骨质改变情况

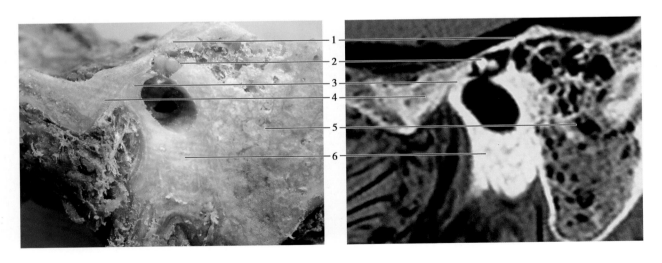

图 2-4-2
外耳道内侧段层面（左）

1. 鼓室盖　2. 听小骨　3. 鼓鳞裂　4. 颞骨颧突根　5. 乳突　6. 颞骨鼓部

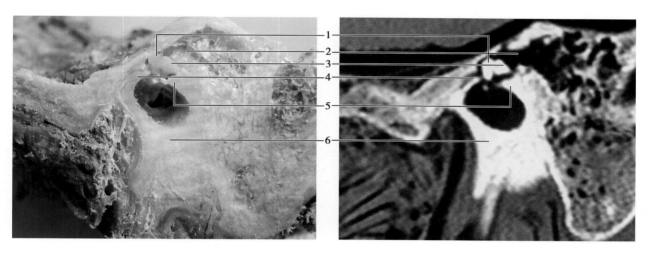

图 2-4-3
上鼓室　鼓窦入口层面（左）

1. 锤骨小头　2. 鼓窦入口　3. 砧骨体　4. 鼓室盾板前缘　5. 鼓室盾板后缘　6. 颞骨鼓部

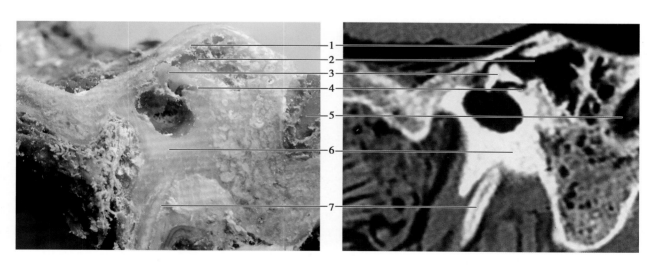

图 2-4-4
锤砧关节层面（左）

1. 鼓室盖　2. 鼓窦入口　3. 锤砧关节　4. 砧骨窝　5. 乙状窦　6. 颞骨鼓部　7. 茎突。矢状位可连续显示鼓室盖、鼓窦盖骨质情况；鼓窦入口是连接上鼓室和鼓窦的狭窄通道；颞骨鼓部呈 U 形，开口向后上方。该层面对锤砧关节的状态诊断价值较大

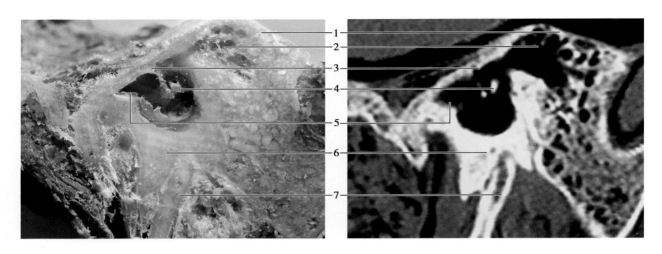

图 2-4-5
镫骨小头 咽鼓管鼓室口层面（左）

1. 鼓窦盖 2. 鼓窦 3. 鼓室盖 4. 镫骨小头 5. 咽鼓管鼓室口 6. 颞骨鼓部 7. 茎突

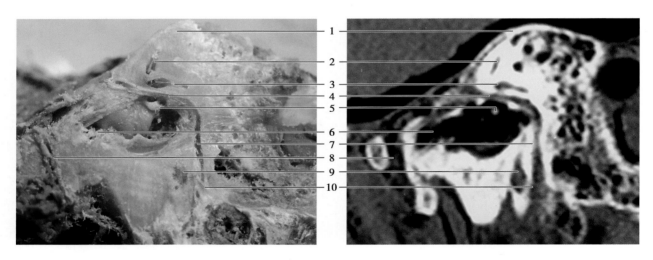

图 2-4-6
面神经鼓室 乳突段层面（左）

1. 弓状隆起 2. 前半规管前脚 3. 外半规管 4. 面神经鼓室段 5. 镫骨小头 6. 咽鼓管 7. 面神经乳突段 8. 棘孔 9. 茎突骨髓 10. 茎乳孔。该层面可将面神经鼓室段（上下壁）、乳突段（前后壁）显示在一个平面

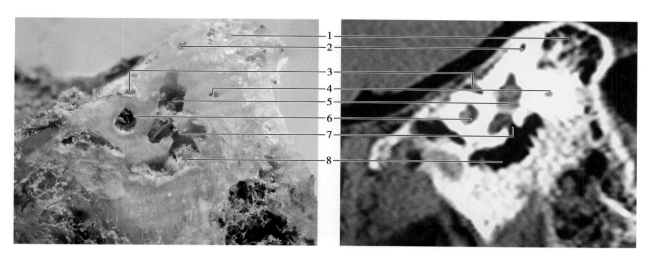

图 2-4-7
蜗窗龛 - 前庭 - 膝神经节层面（左）

1. 迷路后上气房　2. 前半规管弓　3. 膝神经节　4. 外半规管弓　5. 前庭　6. 耳蜗　7. 蜗窗龛　8. 后下鼓室。膝神经节位于耳蜗上方骨质中；窗龛开口向后下鼓室，颞骨气化良好时，乳突气房通过迷路周围气房与颞骨岩部相通，是开放式乳突根治术后不干耳的重要原因之一

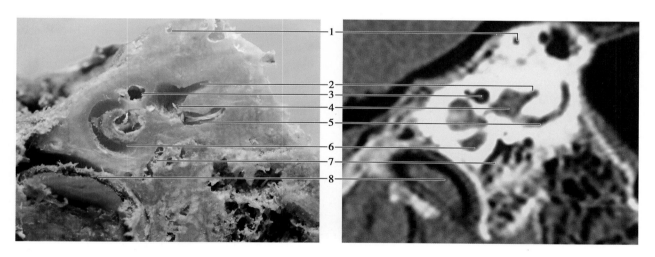

图 2-4-8
后半规管下脚 - 前庭层面（左）

1. 前半规管弓　2. 外半规管后脚　3. 前庭上神经面神经孔区　4. 前庭　5. 后半规管下脚　6. 蜗管　7. 迷路下气房　8. 颈动脉管

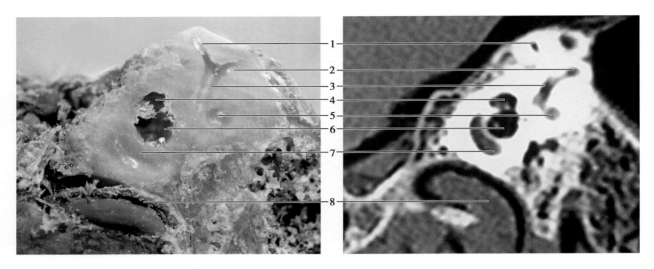

图 2-4-9
内耳道底 - 半规管总脚层面（左）

1. 前半规管 2. 后半规管 3. 总脚 4. 内耳道底上区 5. 后半规管壶腹 6. 内耳道底下区 7. 蜗管 8. 颈动脉管。前半规管和后半规管共用一个脚（总脚）通向前庭；内耳道底被横嵴分为上区（面神经孔区、前庭上神经孔区），下区（蜗神经孔区、前庭下神经孔区及单孔）

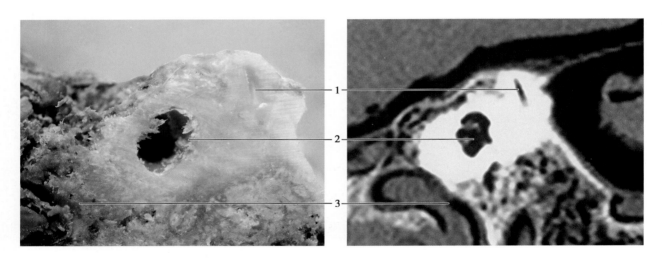

图 2-4-10
内耳道中段层面（左）

1. 前半规管 2. 内耳道 3. 颈动脉管

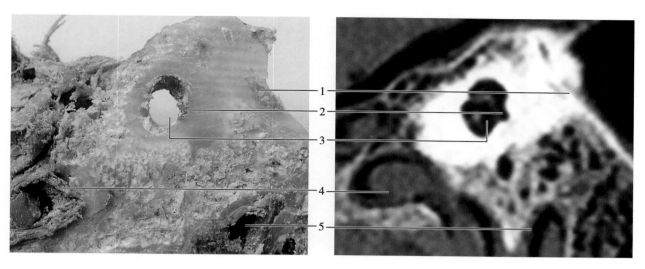

图 2-4-11
内耳道单孔 - 内淋巴囊层面（左）

1. 内淋巴囊裂隙　2. 单孔　3. 内耳道　4. 颈动脉管　5. 颈静脉窝。矢状位内耳道四壁均可显示；
单孔内走行的是后半规管壶腹神经，也是外科术中寻找内耳道的重要标志之一

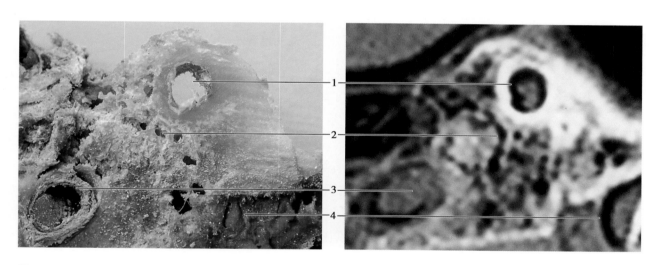

图 2-4-12
内耳道内侧段层面（左）

1. 内耳道　2. 岩尖气房　3. 颈动脉管　4. 颈静脉窝

耳疾病与

CT

Ear
disease
and CT

2nd edition

第三章
颞骨病理影像与临床

第三章
颞骨病理影像与临床

颞骨 CT 扫描（骨窗）是耳科最常见的影像学检查方法之一，为疾病的诊断、预后的判断及手术方案的制定，提供了重要参考。有关颞骨疾病的其他扫描方法，如软组织窗 CT、MRI、CTA、DSA 等，请参阅相关书籍。耳部常见疾病包括先天性畸形、外伤、炎症及肿瘤，本章就上述疾病的颞骨 CT 表现进行描述，部分结合术中所见进行对比，相互印证，这可能对提高耳鼻咽喉科、放射科医师对相关疾病的认识有所帮助。本章按照从外耳道→中耳→内耳→岩尖（内耳道）的顺序，对相关疾病进行列举阐述。

第一节 先天性颞骨畸形及解剖变异

耳畸形既可单独发生，也可与颌面部或其他部位的畸形同时发生。在耳内部，外、中、内耳畸形也可单独、或同时发生。

一、先天性外耳道闭锁（或狭窄）伴中耳畸形及术后并发症

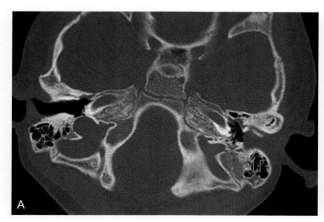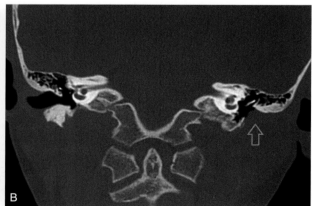

图 3-1-1
左侧外耳道先天性骨性闭锁的 CT 表现

A. 水平位 CT；B. 冠状位 CT。左侧外耳道先天性骨性闭锁，颞骨鼓部完全未发育，外耳道位置为软组织占据（⇧），水平位上易误诊为膜性闭锁

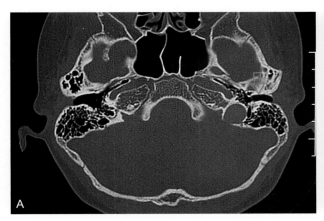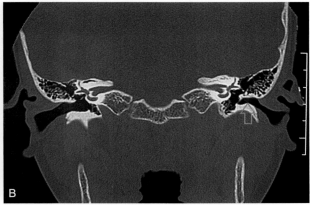

图 3-1-2
左侧先天性外耳道狭窄的 CT 表现

A. 水平位 CT；B. 冠状位 CT。可见狭窄的外耳道（⇧）

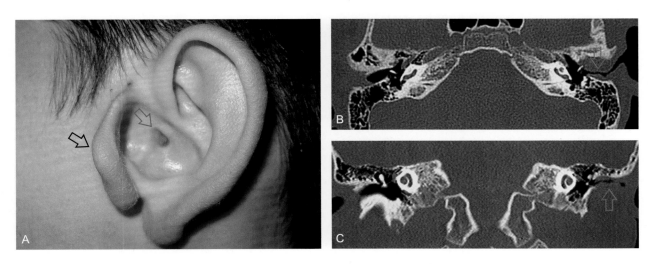

图 3-1-3
左侧先天性外耳道膜性狭窄、耳屏畸形的外观和 CT 表现

A. 患儿左耳外观；B. 水平位 CT；C. 冠状位 CT。左耳屏宽大前移（⇧），外耳道膜性狭窄（⇧）

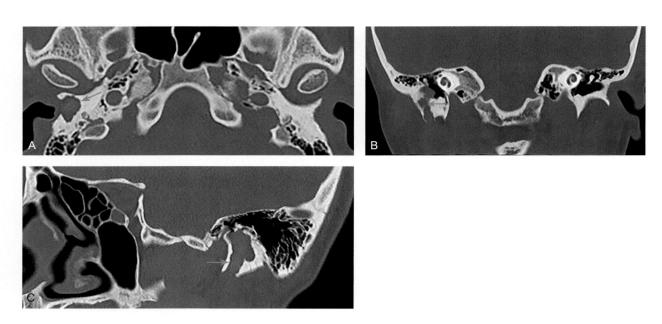

图 3-1-4
右侧先天性鳃裂瘘管的 CT 表现

A. 水平位 CT；B. 冠状位 CT；C. 矢状位 CT。仅凭水平位 CT 观察易误诊为外耳胆脂瘤，结合冠状位、矢状位可见外耳道软组织（↑）穿过外耳道（颞骨鼓部）底壁，达颈深部软组织

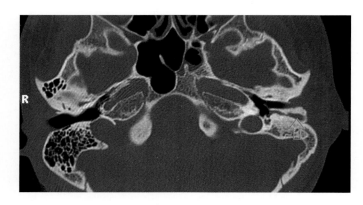

图 3-1-5
左侧鼓乳裂宽大畸形的水平位 CT 表现

可见左侧鼓乳裂宽大（⇧），外耳道骨性狭窄

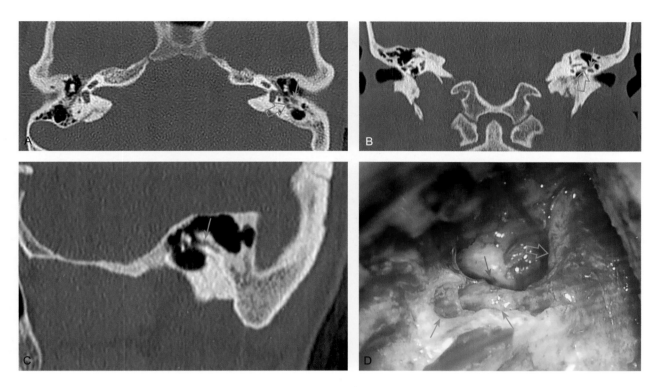

图 3-1-6
左侧外耳道后壁盲管的 CT 表现

A 和 B. 分别为水平位和冠状位 CT，可见外耳道后壁深部盲管（↑），亦称外侧鼓室窦，位于面神经第二膝（⇑）的外侧；C. 矢状位 CT 示盲管（↑）位于外耳道后壁上端；D. 术中见外耳道后壁深部 - 面隐窝下方盲管（↑）可达外耳道底壁水平，可见面神经鼓室段（⇑）和蜗窗龛（↑）

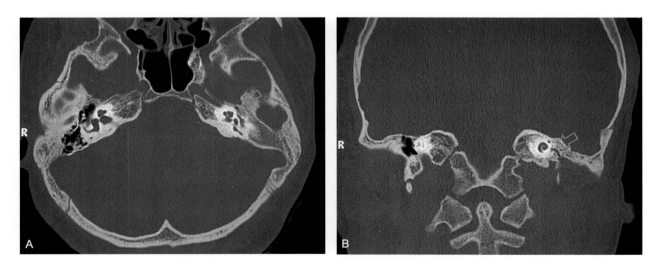

图 3-1-7
左侧先天性外耳道闭锁伴面神经垂直段前移的 CT 表现

A. 水平位 CT；B. 冠状位 CT。可见面神经垂直段（⇑）前移至耳蜗水平，中耳、鼓窦未发育，颅中窝低位

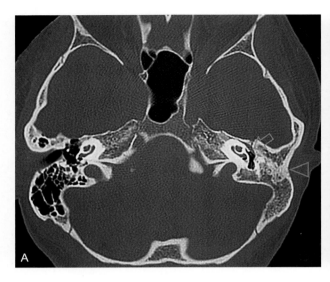
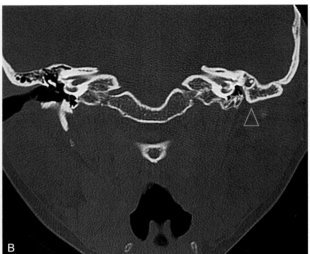

图 3-1-8
左侧先天性外耳道闭锁伴面神经垂直段前移的 CT 表现

A. 水平位 CT；B. 冠状位 CT。可见面神经（⇧）前移耳蜗层面且位于闭锁板（△）内侧面

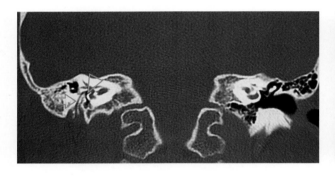

图 3-1-9
右侧外耳道闭锁伴面神经垂直段前移的冠状位 CT 表现

可见面神经垂直段（⇧）前移至前庭窗（△）层面

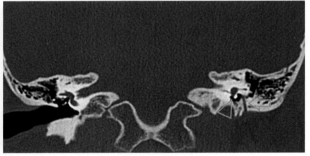

图 3-1-10
左侧外耳道闭锁伴面神经垂直段前移的冠状位 CT 表现

可见面神经垂直段（⇧）前移至蜗窗（△）层面

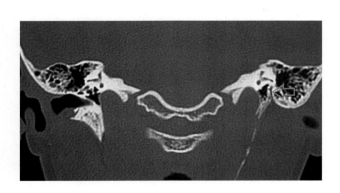

图 3-1-11
左侧外耳道闭锁的冠状位 CT 表现

可见面神经垂直段（⇧）位于外半规管、后脚层面，无明显前移

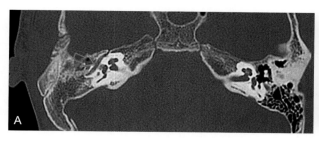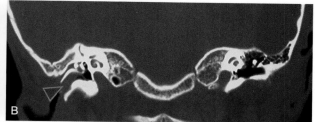

图 3-1-12
右侧外耳道狭窄的 CT 表现

A. 水平位；B. 冠状位。面神经管粗大（⇧）、外耳道窄且近乎垂直状（△）

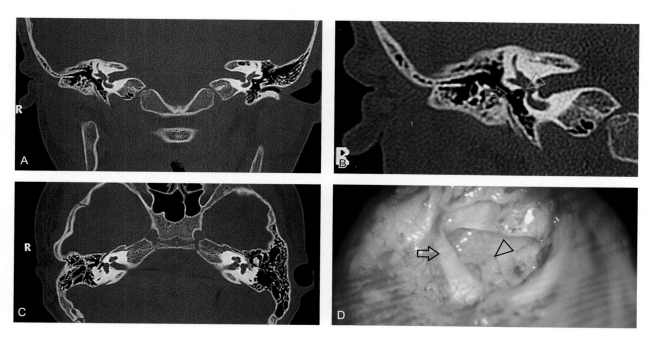

图 3-1-13
右侧先天性外耳道闭锁伴面神经遮窗的 CT 表现和术中所见

A. 冠状位 CT 可见右侧外耳道闭锁，左外耳道狭窄；B. 为 A 的局部放大，面神经水平段（⇧）遮盖前庭窗（△）；C. 水平位 CT 可见右侧听小骨畸形（⇧）；D. 术中可见面神经（⇧）遮盖前庭窗，镫骨畸形（△）

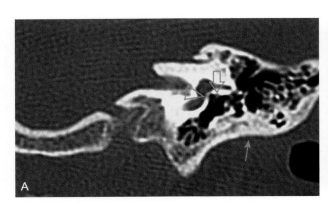
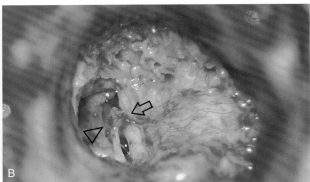

图 3-1-14
左侧外耳道闭锁伴面神经水平段遮窗的 CT 表现和术中所见

A. 冠状位 CT 可见左侧闭锁外耳道（↑），面神经水平段（⇧）遮盖前庭窗（△）；B. 术中见砧镫软连接，摘除砧骨后之所见，面神经（⇧）遮窗，镫骨（△）

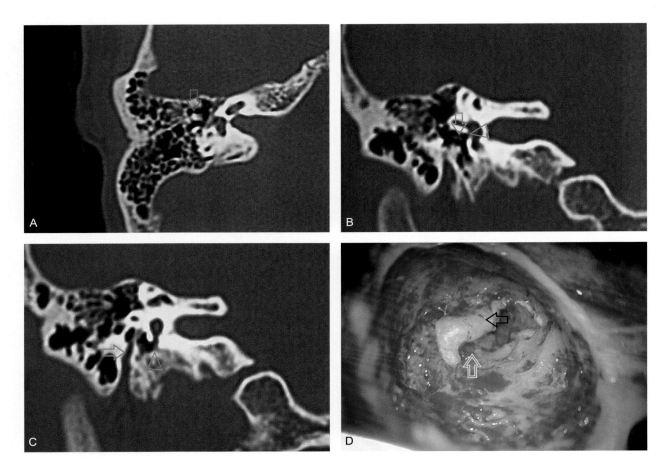

图 3-1-15
右侧先天性外耳道闭锁伴面神经水平段遮窗、前移

A. 水平位 CT 可见畸形听小骨与闭锁板融合（⇧）；B. 冠状位 CT 可见面神经（⇧）水平段遮盖前庭窗（△）；C. 冠状位 CT 可见面神经（⇧）垂直段前移至蜗窗（△）；D. 术中见面神经（⇧）遮窗、前移，畸形听小骨（⇧）

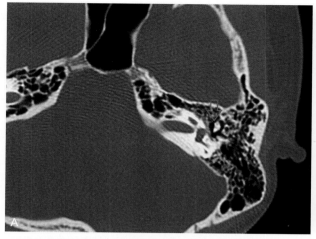

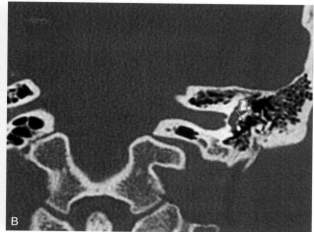

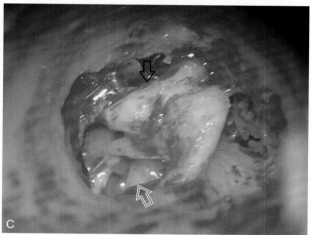

图 3-1-16
左侧外耳道闭锁伴面神经水平段遮窗

A. 水平位 CT 可见听小骨畸形（⇧）；B. 冠状位 CT 可见面神经轻度遮窗（⇧）；C. 术中见面神经（⇧）遮窗、听小骨畸形（⇧）

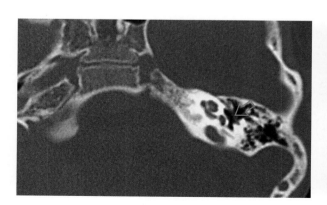

图 3-1-17
左侧外耳道闭锁面神经、水平段低位的水平位 CT 表现

面神经水平段低位至前庭窗与蜗窗之间（⇧）

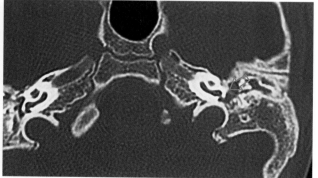

图 3-1-18
左侧外耳道听小骨畸形、面神经水平段低位的水平位 CT 表现

可见面神经水平段低位（⇧）至蜗窗水平

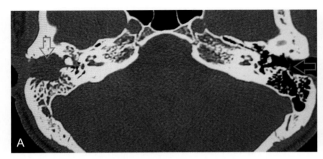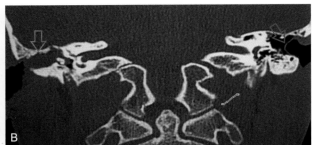

图 3-1-19
双侧外耳道骨性闭锁行外耳道再造术后并发症的 CT 表现

A. 水平位 CT；B. 冠状位 CT。左耳鼓膜外侧愈合（⇧），右耳外耳道膜性再闭锁（⇧）

二、单纯中耳畸形

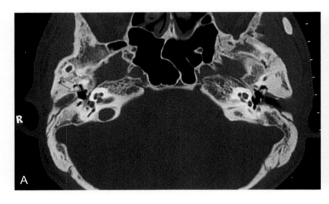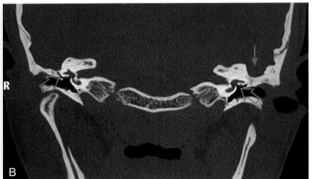

图 3-1-20
双侧中耳畸形的 CT 表现

A. 水平位 CT；B. 冠状位 CT。上鼓室（⇧）狭小不含听小骨，颅中窝低位（↑）

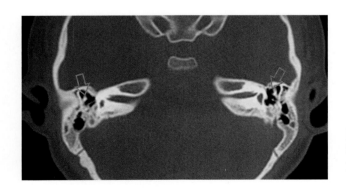

图 3-1-21
双侧中耳畸形的水平位 CT 表现

可见听小骨畸形（⇧）

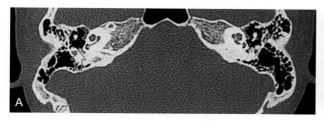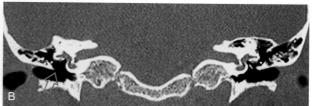

图 3-1-22
右侧先天性中耳畸形的 CT 表现

A. 水平位 CT；B. 冠状位 CT。可见右侧砧骨、镫骨上结构未发育（⇧）

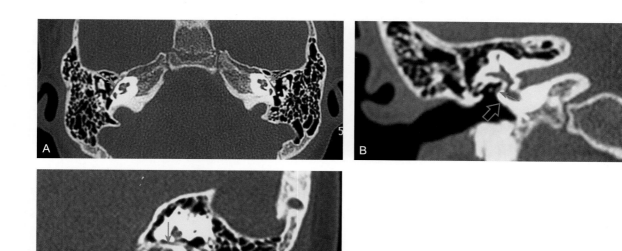

图 3-1-23
双侧中耳畸形伴面神经走行异常的 CT 表现

A. 水平位 CT；B. 右侧冠状位 CT；C 右侧矢状位 CT。面神经鼓室段（↑）位于前庭窗龛下缘、鼓岬上缘（⇧）

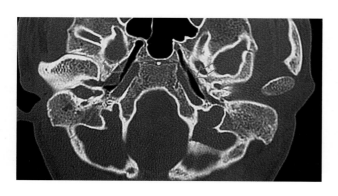

图 3-1-24
双侧咽鼓管宽大畸形的水平位 CT 表现

可见双侧宽大的咽鼓管（⇧）

三、内耳畸形

（一）前庭窗闭锁

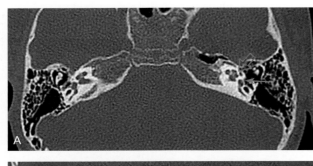
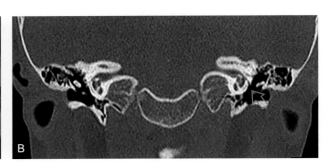
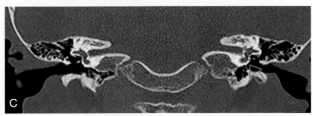

图 3-1-25

左侧前庭窗闭锁面神经移位的 CT 表现

A. 水平位 CT；B 和 C. 冠状位 CT。可见面神经（⇧）走行于鼓岬表面，前庭窗（↑）骨性封闭

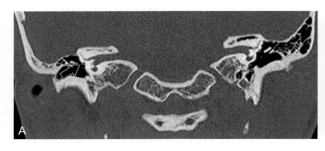
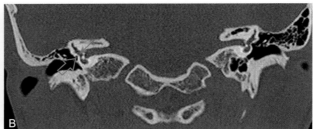

图 3-1-26

右侧前庭窗闭锁面神经移位的冠状位 CT 表现

面神经（⇧）走行于前庭窗龛表面，前庭窗（↑）骨性封闭

（二）前庭半规管畸形

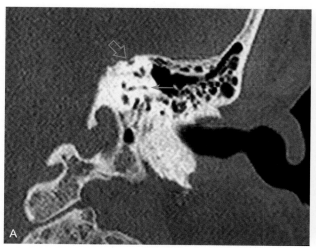

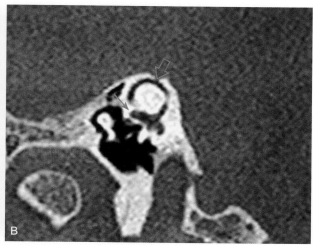

图 3-1-27
左侧前半规管管裂的 CT 表现

A. 冠状位 CT 可见前半规管弓处骨质缺失（⇧），但难以判断缺失大小；B. 斜矢状位 CT（与前半规管平面平行扫描）可知骨质缺失长度、位置，但应与岩上窦深大时前半规管骨质变薄相区别（由于部分容积效应，变薄和裂缺难于鉴别，显微 CT 扫描可清晰显示骨质的情况），因此是否为前半规管裂综合征，临床症状十分重要。水平位扫描对该疾病诊断不具优势。外半规管（↑）

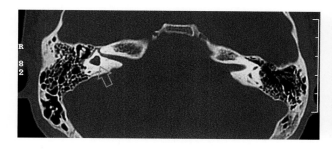

图 3-1-28
右侧外半规管畸形水平位 CT 表现

可见半规管融合（⇧）

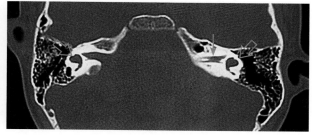

图 3-1-29
双侧外半规管畸形水平位 CT 表现

可见扩大的外半规管（⇧），左侧内耳道窄（↑）

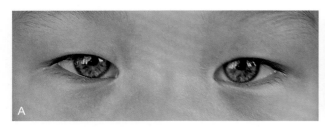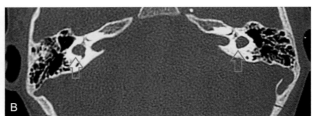

图 3-1-30
Waardenburg 综合征的虹膜表现和 CT 表现

A. 患儿虹膜色素异常（银灰）；B. 水平位 CT 可见双侧外半规管畸形（⇧）

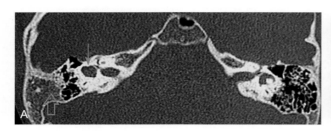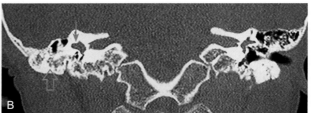

图 3-1-31
右侧先天性外耳道闭锁伴外半规管畸形的 CT 表现

A. 水平位 CT；B. 冠状位 CT。右侧外耳道闭锁（⇧），外半规管畸形（↑）

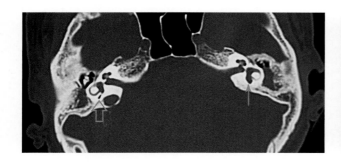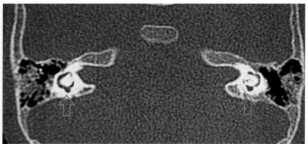

图 3-1-32
双侧后半规管畸形的水平位 CT 表现

可见右半规管短小（⇧），左半规管短粗（↑）

图 3-1-33
双侧后半规管未发育的水平位 CT 表现

可见双侧后半规管仅存残迹（⇧）

（三）前庭水管畸形

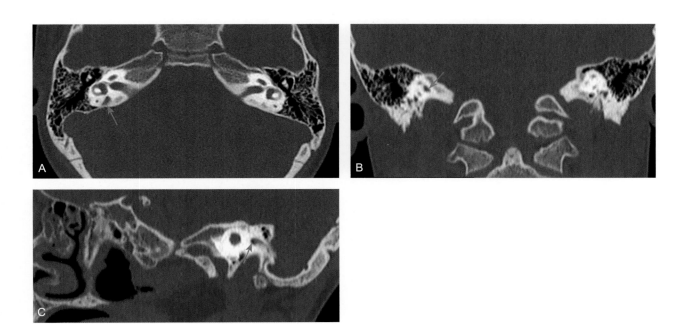

图 3-1-34
右侧前庭水管扩大的 CT 表现

A. 水平位 CT；B. 冠状位 CT；C. 矢状位 CT。单侧前庭水管扩大（↑）相对少见

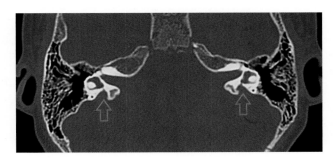

图 3-1-35
双侧前庭水管扩大的水平位 CT 表现

双侧前庭水管扩大伴内淋巴囊深大（⇧）

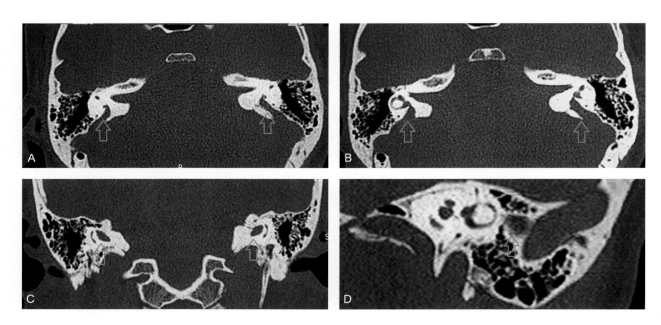

图 3-1-36
双侧前庭水管扩大的 CT 表现

A 和 B. 水平位 CT；C. 冠状位 CT；D. 矢状位 CT。不同观察方位示前庭水管扩大（⇧）

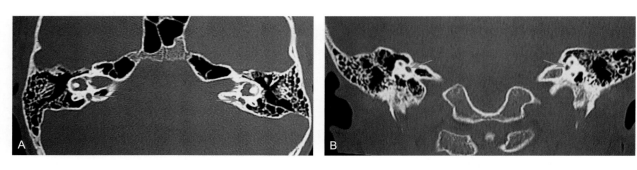

图 3-1-37
双侧前庭水管中段扩大的 CT 表现

A. 水平位 CT；B. 冠状位 CT。可见前庭水管扩大（↑）

（四）耳蜗畸形

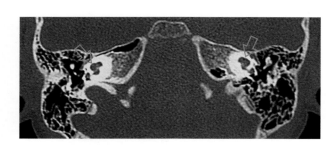

图 3-1-38
双侧 Mondini 畸形的水平位 CT 表现

可见耳蜗第二、三周融合（⇧）

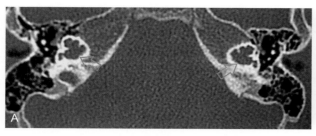
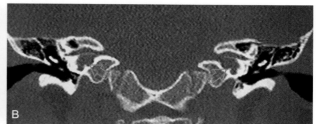

图 3-1-39
双侧耳蜗畸形的 CT 表现

A. 水平位 CT；B. 冠状位 CT。可见双侧耳蜗蜗轴消失，呈囊状（⇧），与内耳道融合

（五）内耳道 - 蜗神经孔畸形

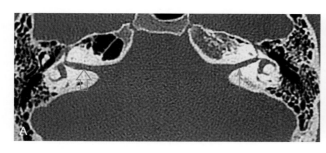
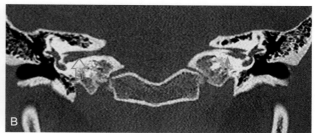

图 3-1-40
双侧内耳道狭窄的 CT 表现

A. 水平位 CT；B. 冠状位 CT。可见右耳（⇧）、左耳（↑）内耳道狭窄

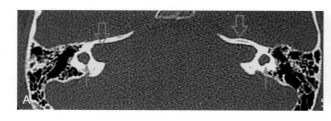
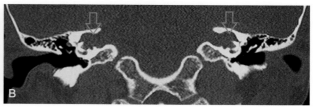

图 3-1-41
双侧内耳、内耳道畸形的 CT 表现

A. 水平位 CT；B. 冠状位 CT。可见双侧内耳道壶腹状扩大（⇧），双侧外半规管畸形（↑）

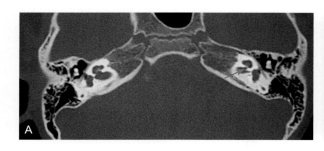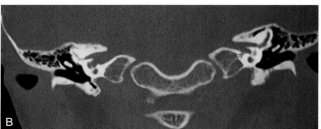

图 3-1-42
左侧蜗神经孔狭窄的 CT 表现

A. 水平位 CT；B. 冠状位 CT。可见蜗神经孔狭窄（↑）

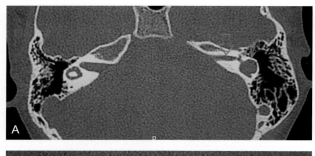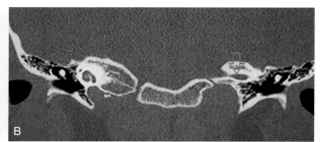

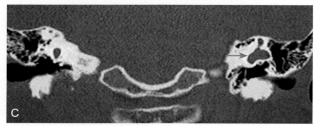

图 3-1-43
左侧内耳道狭窄、前庭畸形、耳蜗未发育的 CT 表现

A. 水平位 CT；B 和 C. 冠状位 CT。可见左侧内耳道狭窄（⇧）、外半规管融合（↑），未见耳蜗发育

（六）内耳复合畸形

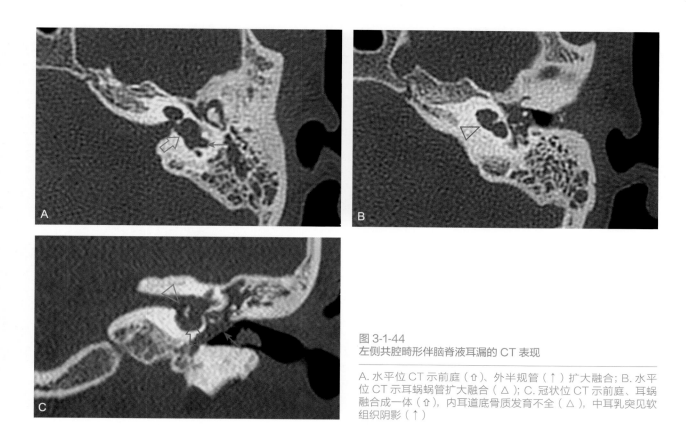

图 3-1-44
左侧共腔畸形伴脑脊液耳漏的 CT 表现

A. 水平位 CT 示前庭（⇧）、外半规管（↑）扩大融合；B. 水平位 CT 示耳蜗蜗管扩大融合（△）；C. 冠状位 CT 示前庭、耳蜗融合成一体（⇧），内耳道底骨质发育不全（△），中耳乳突见软组织阴影（↑）

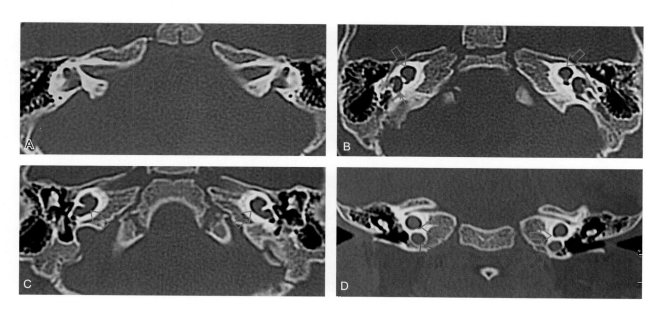

图 3-1-45
双侧内耳畸形的 CT 表现

A~C. 水平位 CT；D. 冠状位 CT。可见双侧囊状耳蜗（⇧）、前庭及前庭水管扩大（↑），颈动脉管（⇧）

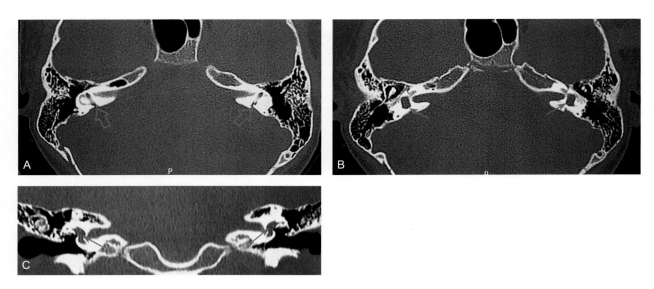

图 3-1-46
前庭 - 前庭水管扩大的 CT 表现

A. 水平位 CT 示前庭水管短、扩大（⇧）; B. 水平位 CT 示前庭扩大（↑）; C. 冠状位 CT 示前庭扩大（↑）

（七）内耳未发育

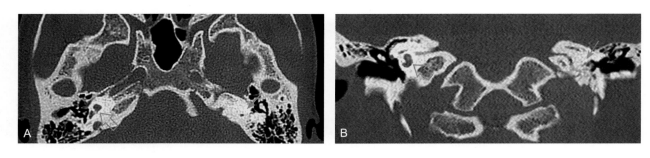

图 3-1-47
右侧 Mondini 畸形、左耳 Michel 畸形的 CT 表现

A. 水平位 CT; B. 冠状位 CT。可见右耳蜗管发育不全（⇧），左耳内耳未发育（↑）

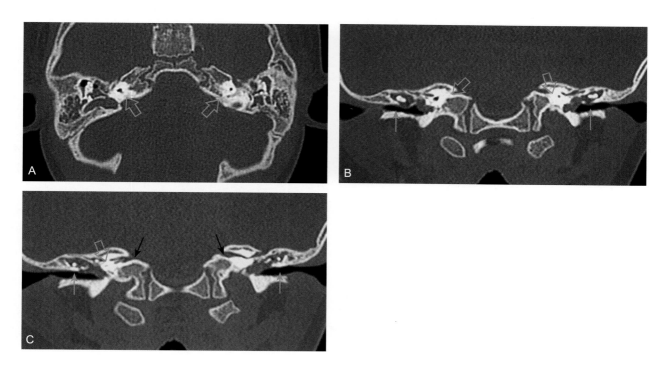

图 3-1-48
双侧 Michel 畸形的 CT 表现

A. 水平位 CT；B. 耳蜗层面冠状位 CT；C. 前庭层面冠状位 CT。双侧内耳未发育（⇧），外耳道狭窄（↑）、内耳道狭窄（↑）伴鼓室软组织影

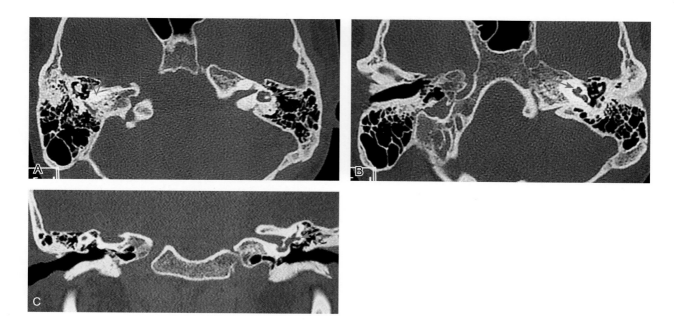

图 3-1-49
右侧内耳未发育、左耳蜗 Mondini 畸形的 CT 表现

A 和 B. 水平位 CT；C. 冠状位 CT。可见右侧内耳未发育（△），岩尖凹陷（⇧）；左侧耳蜗 Mondini 畸形（↑），外半规管短粗（↑）

四、先天性颞骨解剖异常

（一）颅中窝低位

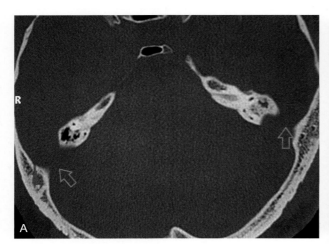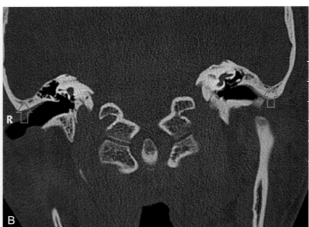

图 3-1-50
双侧颅中窝低位的 CT 表现

A. 水平位 CT 示双侧颞骨岩部与鳞部不连续（⇧）；B. 冠状位 CT 示双侧颅中窝低位（⇧）

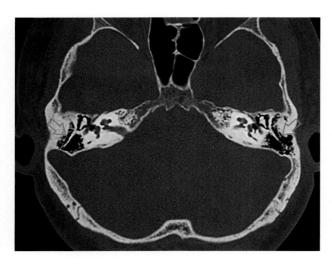

图 3-1-51
双侧 Korner 隔的水平位的 CT 表现

可见 Korner 隔（⇧）将乳突腔分为内、外两部分

（二）乙状窦前移

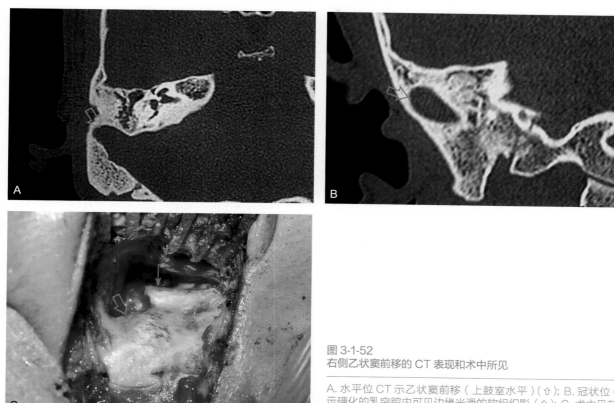

图 3-1-52
右侧乙状窦前移的 CT 表现和术中所见

A. 水平位 CT 示乙状窦前移（上鼓室水平）（⇧）; B. 冠状位 CT 示硬化的乳突腔内可见边缘光滑的软组织影（⇧）; C. 术中见前移的乙状窦壁（⇧）和削低的外耳道后壁（↑）

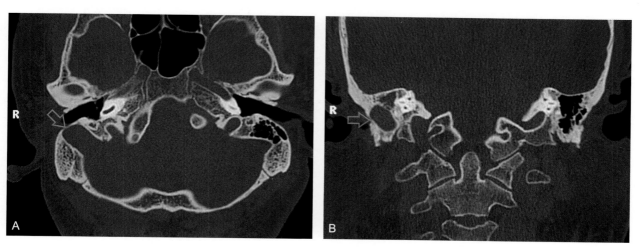

图 3-1-53
右侧乙状窦前移的 CT 表现

A. 水平位 CT 示乙状窦与外耳道后壁之间仅隔一薄层骨板（⇧）; B. 冠状位 CT 可见乳突腔位置有椭圆形边缘光滑的软组织影（⇧）

（三）颈静脉球高位/裸露

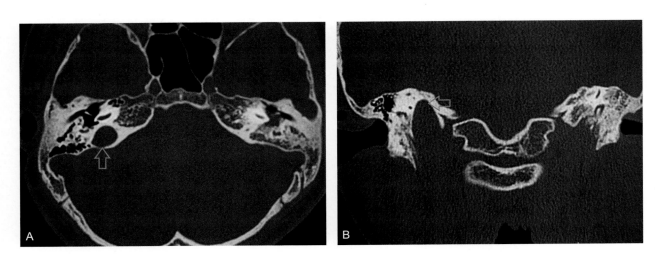

图 3-1-54
右侧颈静脉球高位的 CT 表现

A. 水平位 CT 示颈静脉（球）窝（⇧）高于蜗窗龛水平；B. 冠状位 CT 示颈静脉（球）窝（⇧）位于后半规管上下脚之间

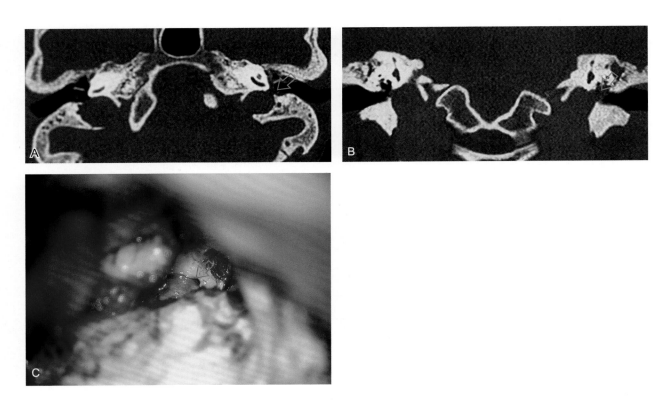

图 3-1-55
左侧颈静脉球高位裸露的 CT 表现和术中所见

A. 水平位 CT 示颈静脉球突入后下鼓室（⇧）；B. 冠状位 CT 示高位颈静脉球与下鼓室相通（⇧）；C. 术中见浅蓝色的高位颈静脉球位于蜗窗龛处（⇧）

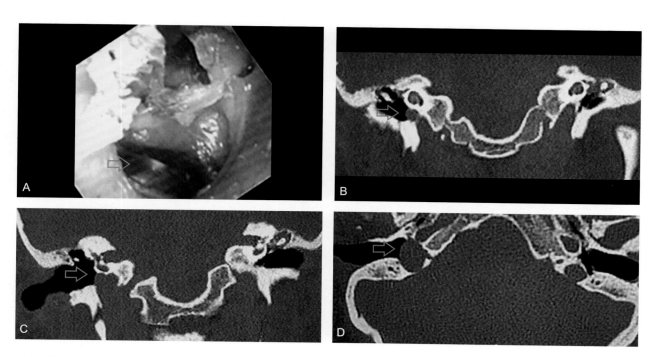

图 3-1-56

右侧高位颈静脉球裸露并粘连性中耳炎的耳内镜和 CT 表现

A. 耳内镜下见后下鼓室深色颈静脉球（动态观察可见搏动），表面覆内陷鼓膜（⇑）；B. 冠状位 CT 可见下鼓室球形软组织影（⇑）；C. 冠状位 CT 可见裸露的颈静脉球突入下鼓室（⇑）；D. 水平位 CT 可见裸露的颈静脉球突入下鼓室（⇑）

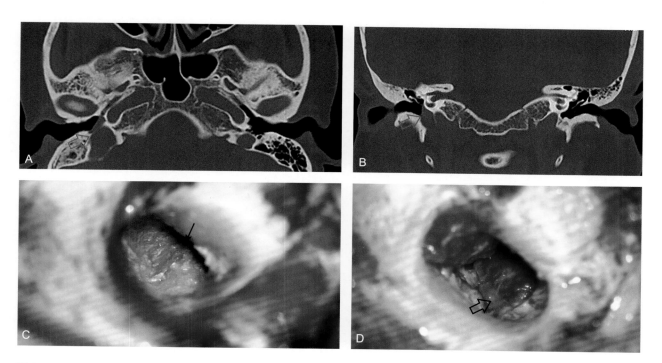

图 3-1-57

右侧颈静脉球高位裸露的 CT 表现和术中所见

A 和 B. 分别为水平位和冠状位 CT，可见高位裸露颈静脉球（⇑）突入鼓室；C 和 D. 术中见鼓膜呈深蓝色（↑），裸露的颈静脉球呈暗红色（⇑）

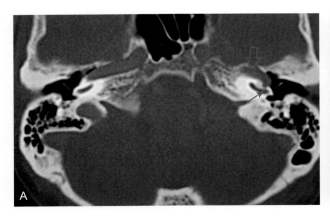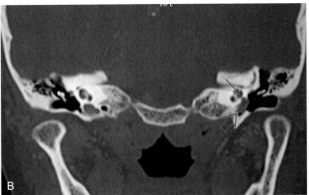

图 3-1-58
左侧颈动脉管高位伴耳蜗骨质缺失的 CT 表现

A. 水平位 CT；B. 冠状位 CT。可见左侧高位颈动脉管（⇧）贴附于骨质缺失的蜗管（↑）处

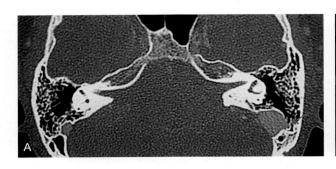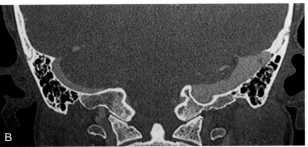

图 3-1-59
左侧乙状沟骨质缺失伴同侧搏动性耳鸣的 CT 表现

A. 水平位 CT；B. 冠状位 CT。可见乙状沟骨质缺失（↑）

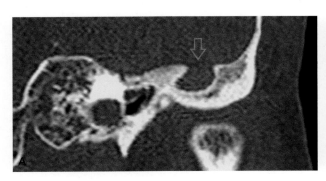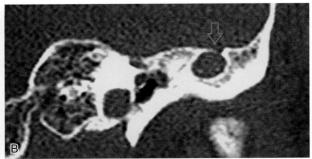

图 3-1-60
左侧颞骨岩部颅中窝面骨质内异常血管的 CT 表现

A~C. 冠状位 CT

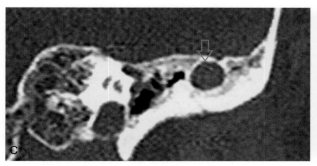
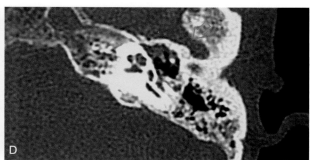

图 3-1-60（续）

D. 水平位 CT。可见静脉窦位于外耳道上壁内（⇧）

（四）颞骨过度气化

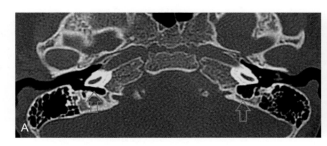
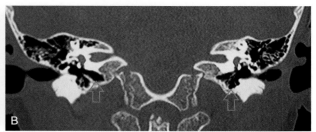

图 3-1-61
双侧迷路后下气房的 CT 表现

A. 水平位 CT；B. 冠状位 CT。颞骨过度气化，迷路后下深大气房（⇧）

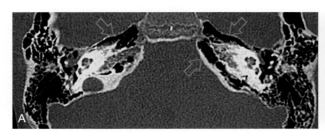
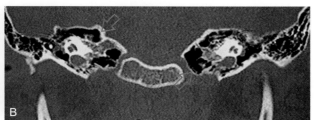

图 3-1-62
双侧颞骨岩部过度气化的 CT 表现

A. 水平位 CT；B. 冠状位 CT。可见双侧颞骨岩部过度气化（⇧）

第二节　耳　外　伤

　　耳位于头颅两侧，颞骨是其重要组成，同时颞骨也是构成侧颅底的重要结构之一。耳外伤常是颅脑外伤的一部分。在关注常规颅脑外伤的同时，应注意是否合并颞骨外伤。颞骨外伤如不及时处理，也可引起颅内并发症。

　　在颞骨横行骨折中，面神经损伤的概率为38%~50%，纵行骨折面神经损伤的概率约为20%，但纵行骨折更常见，占颞骨骨折的70%~80%。颞骨有两个薄弱区，易形成横行骨折：①平行于内耳道的骨折可造成面神经损伤、耳蜗断裂；②平行于蜗水管的骨折可造成耳蜗断裂。

一、颞骨横行骨折

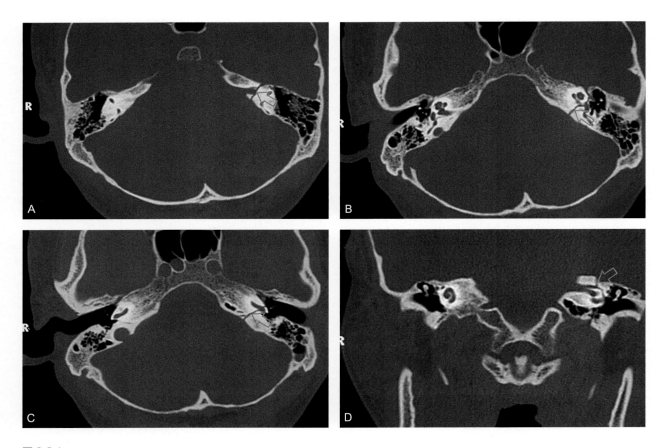

图 3-2-1
左侧颞骨横行骨折的 CT 表现

A. 水平位 CT 示骨折线（⇧）横贯内耳道底，沿面神经迷路段走行；B. 水平位 CT 示骨折线（⇧）位于前庭窗层面；C. 水平位 CT 示骨折线（⇧）横贯耳蜗底周，沿蜗水管走行；D. 冠状位 CT 示骨折线（⇧）贯穿内耳道底

二、颞骨纵行骨折

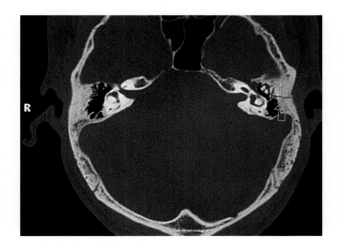

图 3-2-2
左侧颞骨纵行骨折的水平位 CT 表现

骨折线（⇧）横跨外耳道顶壁

三、颞骨多发性骨折及粉碎性骨折

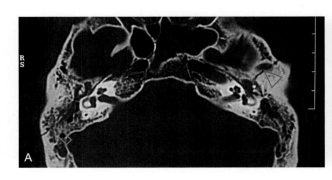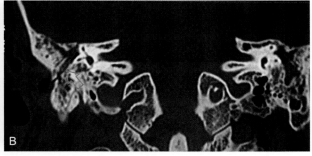

图 3-2-3
双侧颞骨骨折的 CT 表现

A. 水平位 CT；B. 冠状位 CT。可见右侧纵行骨折线（⇧）跨越乳突、中耳腔及岩部；左侧横行骨折，骨折线（△）跨越颞下颌关节

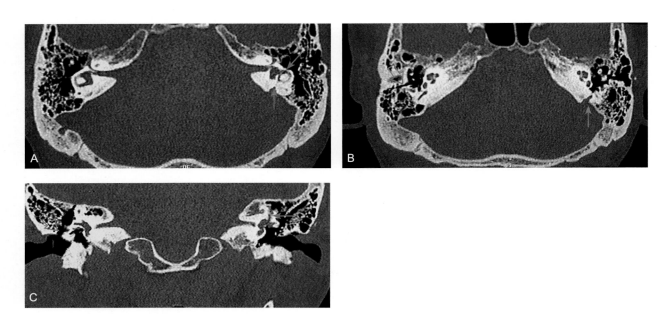

图 3-2-4
双侧颞骨骨折的 CT 表现

A. 水平位 CT 示横跨外半规管的骨折（↑）；B. 水平位 CT 示右侧外耳道上壁骨折（⇧），左侧颞骨岩部长轴横断并移位（↑）；C. 冠状位 CT 示右侧跨外耳道上壁乳突骨折（⇧），左侧外半规管、前半规管骨折（↑）

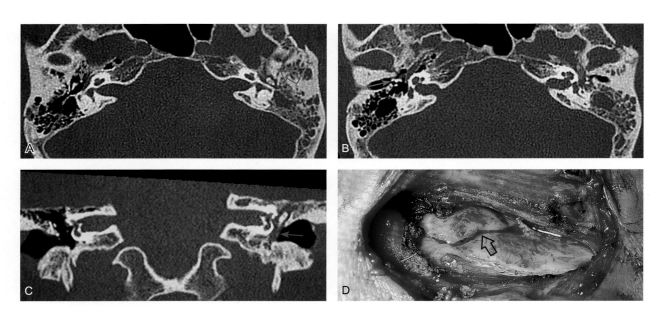

图 3-2-5
双侧颞骨骨折的 CT 表现和术中所见

A. 水平位 CT 示右侧纵行骨折（⇧），锤骨移位（↑），左侧横行骨折（⇧）；B. 水平位 CT 示右侧锤骨横卧鼓室（↑），左侧乳突鼓室软组织影（↑）；C. 冠状位 CT 示左侧鼓室积液（脑脊液待排除）（↑）；D. 术中可见右侧颞骨骨折线（⇧）

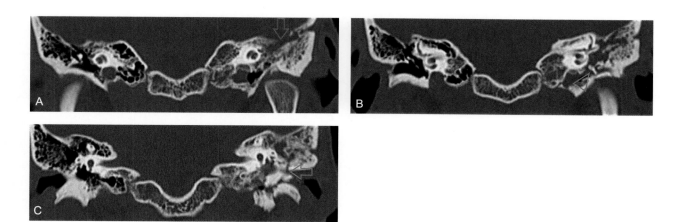

图 3-2-6
左侧颞骨粉碎性骨折的 CT 表现

左侧颞骨粉碎性骨折伴脑脊液耳漏、听骨链脱位、外耳道闭锁，但该患者脑积液并未经外耳道或鼻咽部外溢。A. 冠状位 CT 示颞骨鳞部骨折，鼓室盖骨质缺损（⇧），中耳乳突积液，但咽鼓管鼓室口部分含气；B. 冠状位 CT 示中耳乳突积液（脑脊液），脱落的锤骨（△）堵塞咽鼓管鼓室口；C. 冠状位 CT 示颞骨鳞部、外耳道前后壁骨折（⇧），致使外耳道闭锁

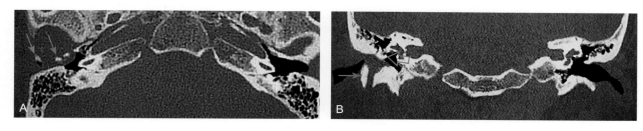

图 3-2-7
右侧颞骨骨折的 CT 表现

A. 水平位 CT 可见右侧颞下颌关节后壁（颞骨鼓部前壁）粉碎性骨折（↑）；B. 冠状位 CT 可见外耳道骨性下壁（颞骨鼓部下壁）（↑），鼓室盾板骨折（⇧）

四、外伤性外耳道闭锁

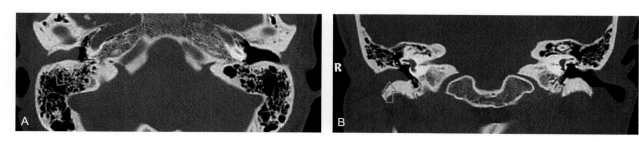

图 3-2-8
右侧外伤性外耳道膜性闭锁伴胆脂瘤形成的 CT 表现

A 和 B 分别为水平位和冠状位 CT，可见外耳道内为软组织影（⇧）

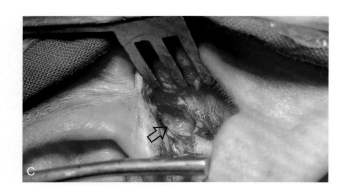

图 3-2-8（续）

C. 术中将闭锁膜切开后见外耳道内为"豆腐渣"样坏死物（⇧）。本图与图 3-1-1 的区别为本病例外耳道膜性闭锁有完整的骨性外耳道

五、外伤性听骨链脱位

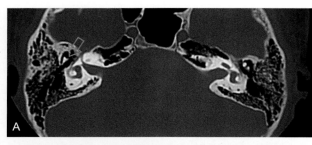

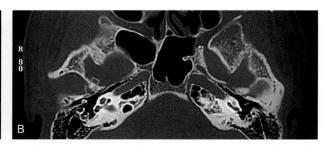

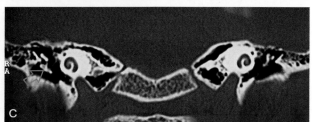

图 3-2-9
右侧听骨链脱位、锤骨脱落的 CT 表现

A. 锤砧关节层面水平位 CT 未见锤骨头（⇧）；B. 水平位 CT 示锤骨（⇧）移位于中鼓室；C. 冠状位 CT 示锤骨（⇧）脱落至砧骨下方

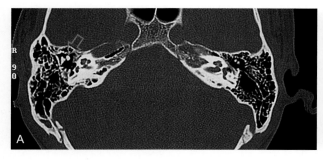

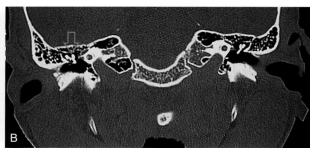

图 3-2-10
右侧锤砧关节脱位的 CT 表现

A. 水平位 CT；B. 冠状位 CT。可见锤骨向内侧移位（⇧）

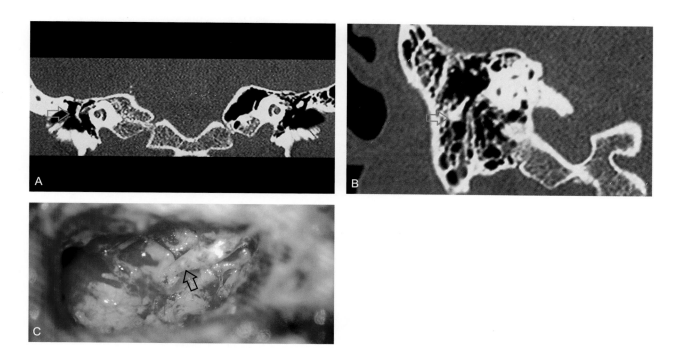

图 3-2-11
砧骨脱位的 CT 表现和术中所见

A. 冠状位 CT 可见砧骨缺失（⇧）; B. 冠状位 CT 可见砧骨位于乳突腔内（⇧）; C. 术中可见移位于
乳突腔内的残缺砧骨（⇧）

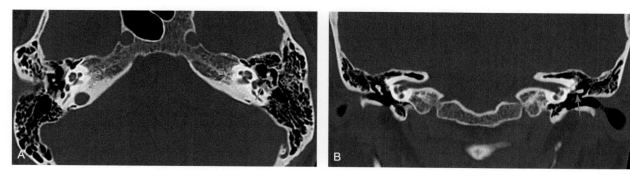

图 3-2-12
左侧砧骨脱位的 CT 表现

A. 水平位 CT; B. 冠状位 CT。砧骨长脚（↑）移位与面神经管融合

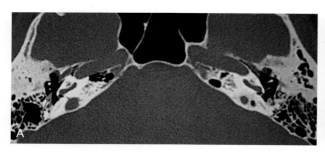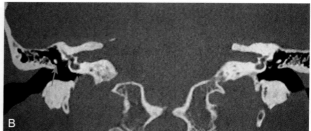

图 3-2-13
右侧砧骨脱位的 CT 表现

A. 水平位 CT；B. 冠状位 CT。可见砧骨长脚（↑）移位

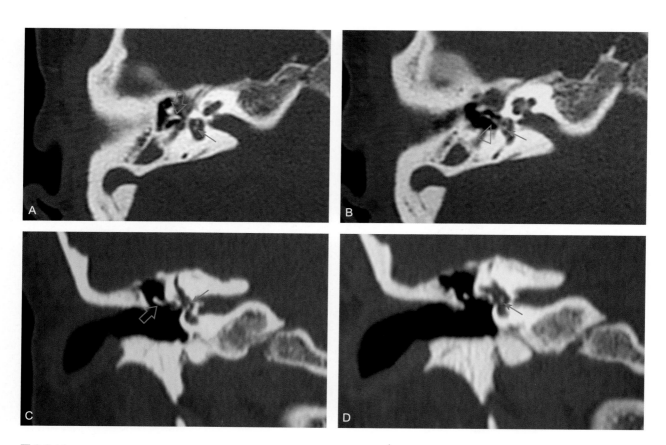

图 3-2-14
右侧镫骨脱位陷入前庭的 CT 表现

A 和 B. 水平位 CT；C 和 D. 冠状位 CT。患者有持续性眩晕、严重听力下降。可见砧骨长脚（⇧）走行异常，镫骨足板（↑）陷入前庭，砧镫关节（△）脱位。

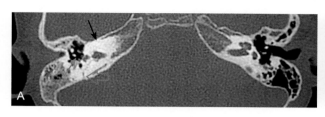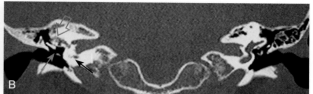

图 3-2-15

右侧外伤性迷路炎的 CT 表现

A. 水平位 CT 表现; B. 冠状位 CT 表现。可见陈旧性骨折线（⇧），砧镫关节脱位（↑），耳蜗骨化（↑）

六、外伤性咽鼓管狭窄

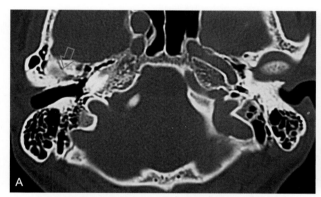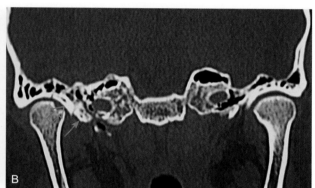

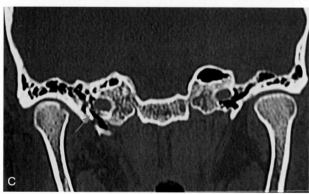

图 3-2-16

咽鼓管外壁骨折、咽鼓管狭窄的 CT 表现

A. 水平位 CT 可见颞下颌关节内上壁骨折（⇧）; B. 冠状位 CT 可见颞下颌关节内上壁骨折（⇧），咽鼓管外壁骨折（↑）; C. 冠状位 CT 可见咽鼓管外壁骨折内移（↑）

七、颞骨骨折致颅内外并发症

颞骨（颅底）骨折可造成颅底骨质的裂隙，甚至骨质缺失，继而引起脑脊液漏（见图 3-2-6）、颅内感染、脑软化。因此，对较大的颅底骨质缺失应及时修复，避免后遗症的发生。

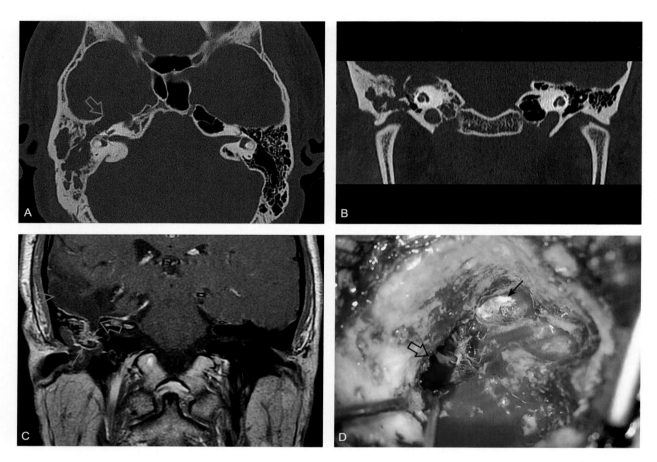

图 3-2-17
右颞骨（颅底）外伤的影像学表现和术中所见

患者 7 年前颅底外伤，因右耳流脓血、头痛 20 天就诊。A~C. 分别为水平位 CT、冠状位 CT、MRI 的 T_1WI 表现可见脑膜脑膨出（⇧），颞骨胆脂瘤（↑），同侧脑软化（△）；D. 术中所见。脑膜膨出、撕裂（⇧），胆脂瘤上皮（↑）

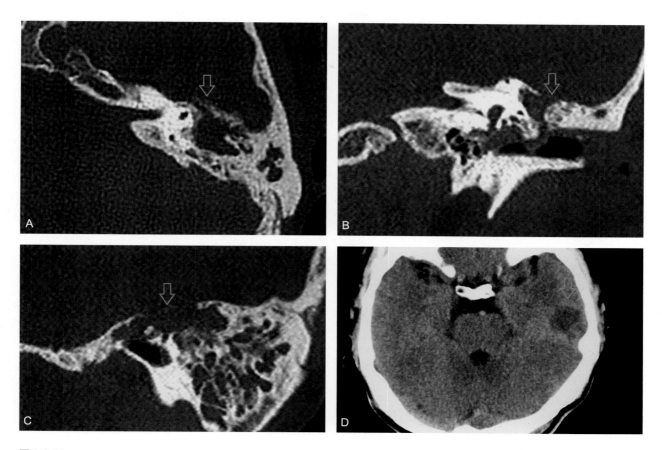

图 3-2-18
颞骨（颅底）骨折后感染并脑脓肿（左）的 CT 表现

患者颞骨骨折 4 年，左耳流脓伴发热头痛 2 天。A. 水平位颞骨 CT 可见鼓窦盖骨折（⇧）；B. 冠状位颞骨 CT 可见左侧颅底骨折与外耳道相通（⇧）；C. 矢状位颞骨 CT 可见鼓窦盖骨折（⇧）；D. 水平位颅脑 CT 软组织窗示同侧颞叶圆形低密度影（⇧）

第三节　耳炎性疾病及胆脂瘤

一、耳非特异性炎性疾病

（一）外耳道炎性疾病

　　耳炎性疾病作为耳鼻咽喉科常见病、多发病，它既可分为非特异性炎症性（无菌性、化脓性等）、特异性炎症性（结核性等），又可分为急、慢性炎症。以下耳疾病以发病部位从外耳道到内耳道为序进行阐释。

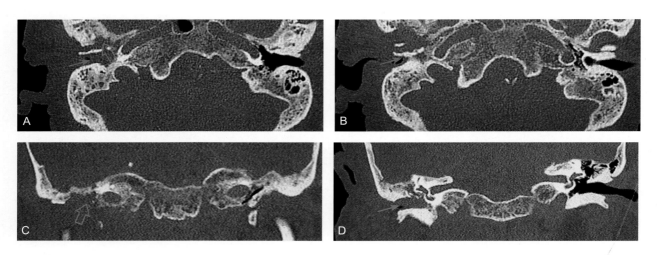

图 3-3-1
右侧坏死性外耳道炎的 CT 表现

A 和 B. 水平位 CT；C 和 D. 冠状位 CT。颞下颌关节窝骨皮质破坏吸收（⇧），外耳道 - 中耳乳突软组织影（↑），外耳道骨皮质毛糙

坏死性外耳道也称恶性外耳道炎，其特征是：较重的耳痛、耳溢液、听力下降，严重时可伴颅底骨质破坏，侵及脑神经。多数患者年龄偏大，有糖尿病史，耳分泌物培养为绿脓杆菌，病理多为炎性肉芽。

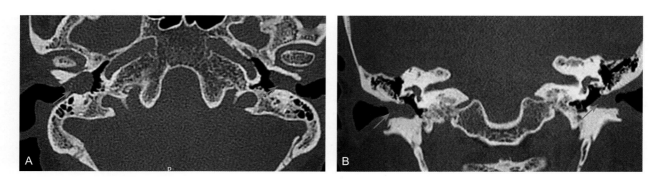

图 3-3-2
双外耳道膜性闭锁的 CT 表现

A. 水平位 CT；B. 冠状位 CT。可见外耳道瘢痕组织（↑）。如患者无明确外伤史，应进一步检查排除风湿免疫性疾病

（二）急性化脓性中耳乳突炎

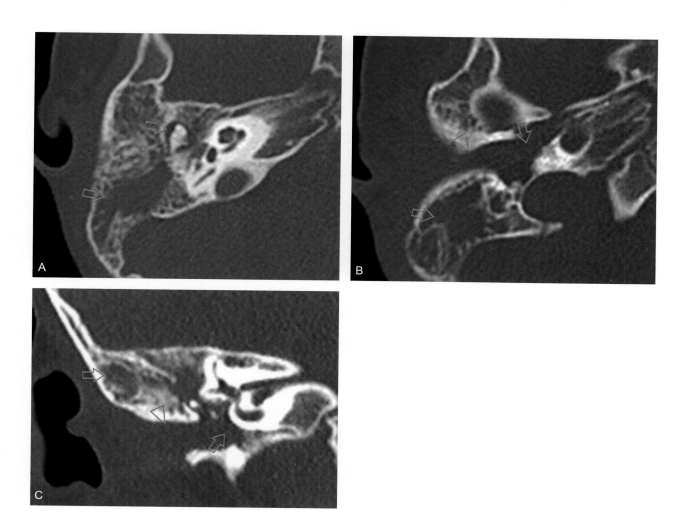

图 3-3-3
急性化脓性中耳炎的 CT 表现

A 和 B. 水平位 CT；C. 冠状位 CT。可见中耳乳突充满软组织影（⇧），颞骨骨质完整，外耳道内软组织影（主要是脓液）（△）

　　急性化脓性中耳炎以婴幼儿为多见，耳流脓后，体温迅速下降，其他症状也很快缓解。积极治疗后，如发热等症状仍不见缓解，应考虑有并发症可能，影像学检查实属必要。

（三）非化脓性中耳乳突炎

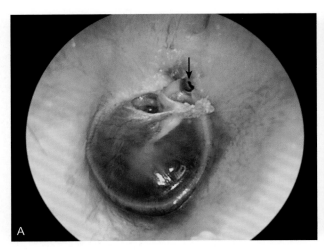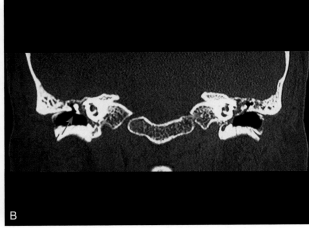

图 3-3-4

双耳分泌性中耳炎的耳内镜和 CT 表现

A. 耳内镜下可见鼓膜紧张部混浊、内陷，呈琥珀色或橙色，松弛部（Prussak 间隙）内陷袋（↑）;

B. 冠状位 CT 可见鼓膜松弛部内陷（↑），双侧中耳乳突内为软组织所填充，无骨质破坏或吸收

分泌性中耳炎的诊治看似简单，实则误诊误治并非罕见，它既可由急性中耳炎迁延不愈而来，也可由咽鼓管功能障碍的非细菌性炎症而得，还可由邻近疾病侵及颞骨而致。更有甚者可能是脑脊液耳漏、变态反应及风湿免疫疾病在耳部的表现，所以临床病史采集、听力学检查及影像学检查均属必要。

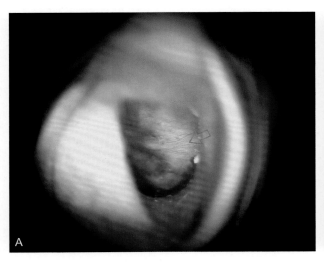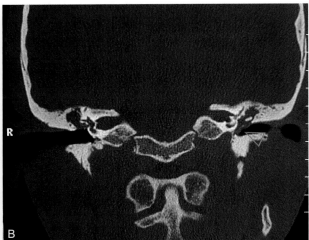

图 3-3-5

左侧胆固醇肉芽肿的耳内镜和 CT 表现

A. 耳内镜下可见左侧鼓膜（⇧）呈蓝色; B. 冠状位 CT 可见左侧鼓室内软组织影，鼓膜外膨（△）

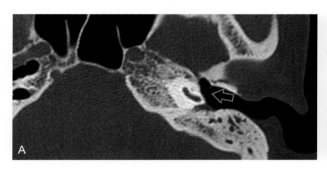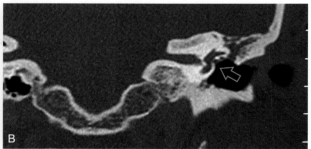

图 3-3-6
左侧粘连性中耳炎的 CT 表现

A. 水平位 CT；B. 冠状位 CT。可见内陷的鼓膜与鼓岬黏膜粘连（⇧），乳突软组织影，咽鼓管鼓室口含气。该病例鼓膜上皮化、干燥，听小骨（包括锤骨柄、砧骨长脚、镫骨上结构）已破坏。该病易被误诊为鼓膜大穿孔，但鼓膜大穿孔多数情况下听小骨结构完整，遗留鼓膜残边，鼓岬黏膜湿润

粘连性中耳炎，也称不张性中耳炎，既可是分泌性中耳炎的后遗症，又可并发中耳乳突胆脂瘤，咽鼓管功能障碍可能是其主要原因。

（四）慢性化脓性中耳炎及其后遗症

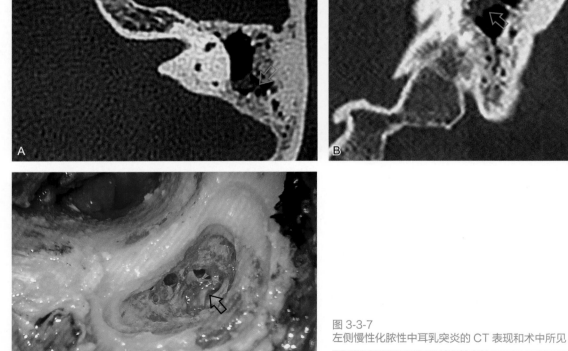

图 3-3-7
左侧慢性化脓性中耳乳突炎的 CT 表现和术中所见

A 和 B. 分别为水平位和冠状位 CT，可见乳突内边界清楚的软组织影（⇧）；C. 乳突探查见乳突内瘢痕样结缔组织（⇧）

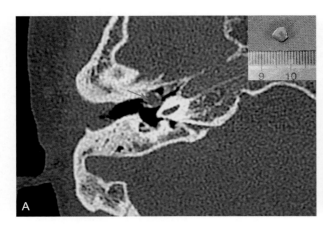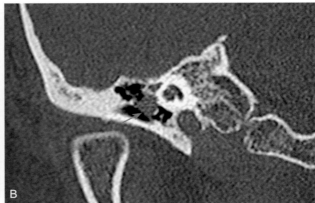

图 3-3-8

右侧中耳炎性钙化灶的 CT 表现

A. 水平位 CT；B. 冠状位 CT。可见钙化的炎性组织（↑）。A 图中小图为术中清除的病变组织

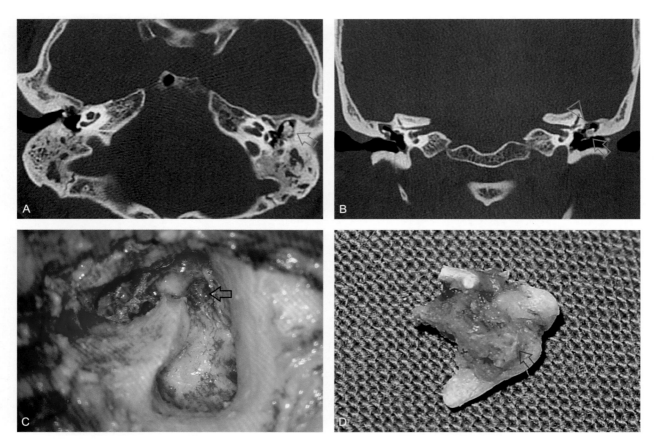

图 3-3-9

左侧锤砧固定型（上鼓室型）鼓室硬化症伴上鼓室潴留囊肿的 CT 表现和术中所见

A. 水平位 CT 示锤砧骨融合并与上鼓室外侧壁粘连（⇧）；B. 冠状位 CT 示砧骨与上鼓室外侧壁粘连
（⇧），外半规管前脚处见弧形软组织影（△）；C. 术中见外半规管前脚处潴留囊肿（⇧）；D. 术中见融
合的锤砧骨及其表面硬化灶（⇧）。该患者为鼓膜完整的鼓室硬化症伴上鼓室潴留囊肿，术中见锤砧
融合成骨块，砧骨体、短脚与上鼓室外侧壁骨性粘连，断桥后方取出融合的锤砧骨块，镫骨周围无
硬化灶、镫骨活动。断桥后行骨桥重建

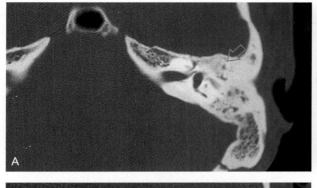
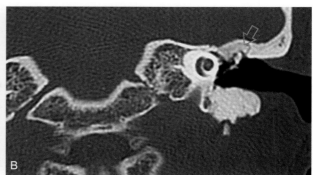
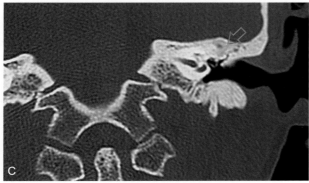

图 3-3-10
左侧鼓室硬化症（上鼓室型）的 CT 表现

A. 水平位 CT 示上鼓室、鼓窦被硬化灶填塞，锤砧骨（⇧）被深埋其中；B. 锤骨小头层面冠状位 CT 示鼓室硬化灶（⇧）；C. 冠状位 CT 示砧骨体层面示上鼓室硬化灶（⇧）

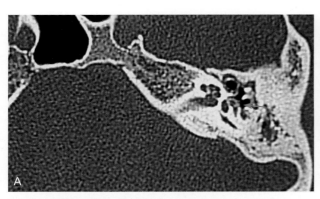
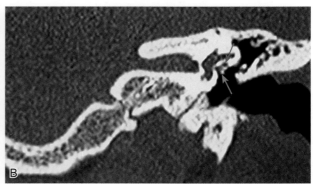
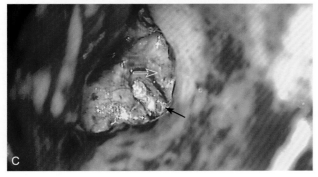

图 3-3-11
左侧鼓室硬化症镫骨固定的 CT 表现和术中所见

A. 水平位 CT 示镫骨增粗（↑）；B. 冠状位 CT 示增粗的镫骨（↑）与面神经管（↑）融合；C. 术中可见增粗的镫骨（↑）与面神经管（↑）之间无缝隙

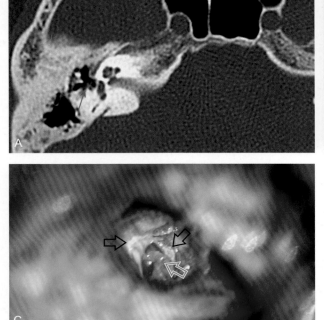

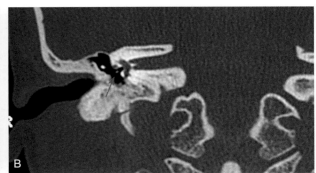

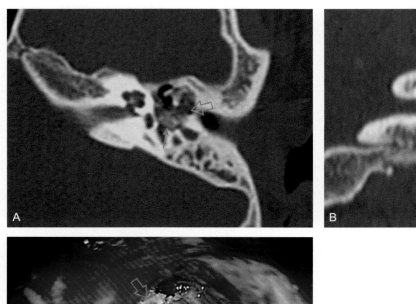

图 3-3-12

右侧单纯镫骨固定型鼓室硬化症（前庭窗型）的 CT 表现和术中所见

A 和 B. 分别为水平位和冠状位 CT，示听骨链周围及前庭窗处未见明显硬化灶（↑）；C. 术中见前庭窗与面神经之间、窗前裂处、鼓岬表面见垩白色硬化灶（⇧）。因此 CT 扫描对该型硬化症的诊断存在一定局限性，可见镫骨（⇧）

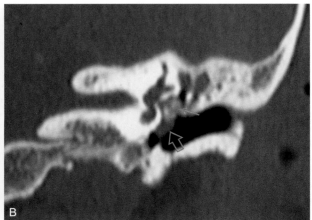

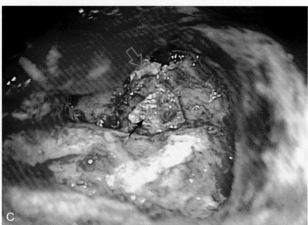

图 3-3-13

左侧镫骨固定型鼓室硬化症伴胆脂瘤的 CT 表现

A 和 B. 分别为水平位和冠状位 CT，可见前庭窗处硬化灶（↑），上鼓室、鼓岬表面软组织影（⇧）；C. 术中见硬化灶（↑）覆盖前庭窗龛，在硬化灶与前庭窗龛之间缝隙中见胆脂瘤上皮（⇧）

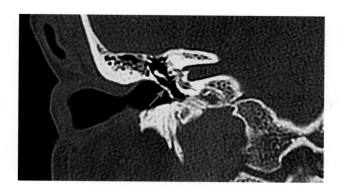

图 3-3-14
右侧鼓室硬化症镫骨固定的水平位 CT 表现

可见鼓膜钙化（↑），镫骨与鼓岬融合（↑）

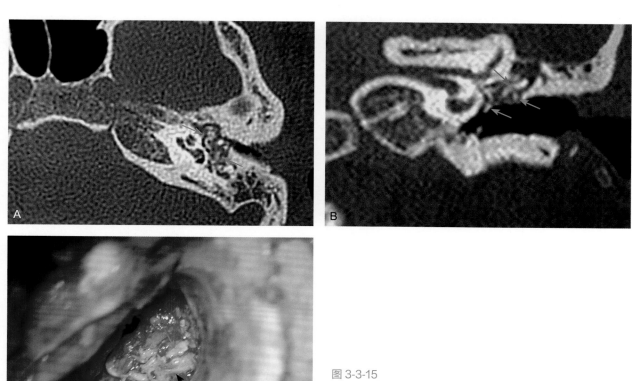

图 3-3-15
左侧全鼓室型鼓室硬化症的 CT 表现和术中所见

A. 水平位 CT 示鼓室内见散在钙化灶（↑），听小骨被包埋其中；
B. 冠状位 CT 示听小骨（↑）被硬化灶（↑）包埋；C. 术中见剥
离部分硬化灶（↑）后砧骨长脚（↑）显露出来

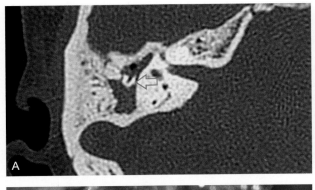
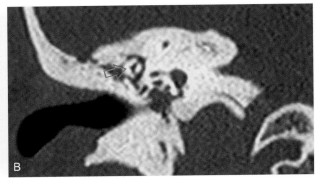
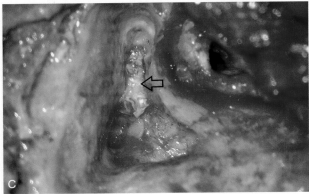

图 3-3-16
右侧鼓窦入口硬化灶的 CT 表现和术中所见

A 和 B. 分别为水平位和冠状位 CT，可见鼓窦入口被高密度影（⇧）堵塞；C. 术中见鼓窦入口见硬化灶（⇧）

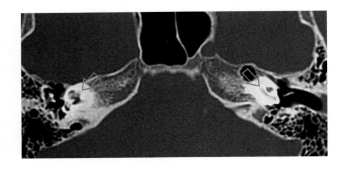

图 3-3-17
双侧耳蜗骨化性迷路炎的水平位 CT 表现

可见双耳蜗管管腔骨化（⇧）

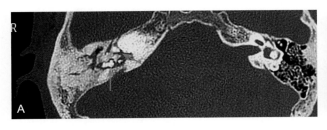
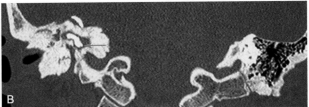

图 3-3-18
右侧坏死性迷路炎的 CT 表现

A 和 B. 分别为水平位和冠状位 CT，可见右侧乳突炎性改变，内耳见死骨（↑）

二、颞骨胆脂瘤

本部分按外耳道 - 中耳乳突 - 颞骨岩部的顺序阐述，岩尖胆脂瘤见本章第六节"岩尖疾病"。

（一）外耳道胆脂瘤

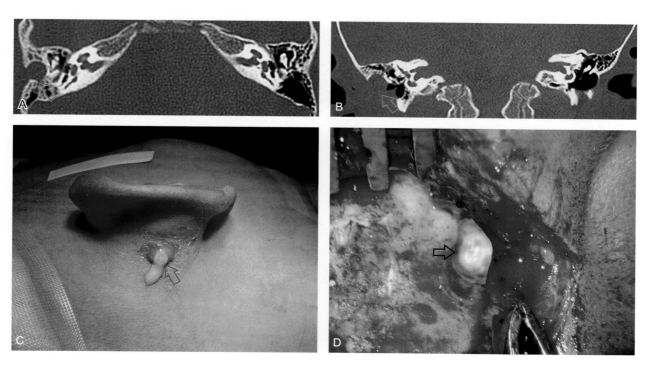

图 3-3-19
右侧先天性外耳道狭窄伴胆脂瘤的 CT 表现和术中所见

患儿，6 岁，查体可见外耳道口狭窄。A. 水平位 CT 示外耳道上壁骨质破坏（⇧）；B. 冠状位 CT 示外耳道软组织影并上壁破坏（⇧）；C. 术中可见耳后瘘管形成（⇧）；D. 术中见外耳道扩大，其内见上皮团块（⇧）

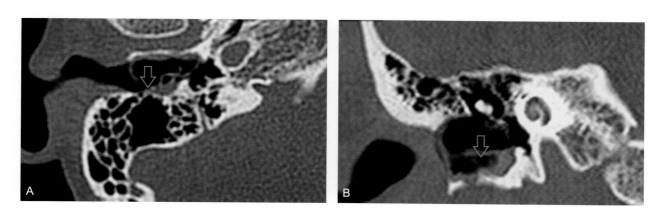

图 3-3-20
右侧外耳道胆脂瘤的 CT 表现和术中所见

A. 水平位 CT 示外耳道内软组织影，后壁骨皮质破坏（⇧）；B. 冠状位 CT 示外耳道下壁骨质破坏（⇧）

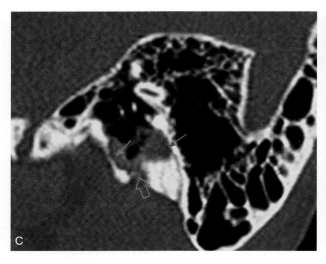
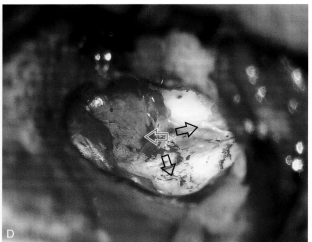

图 3-3-20（续）

C. 矢状位 CT 示外耳道前壁（↑）、下壁（⇧）及后壁（↑）骨质破坏；D. 术中可见外耳道扩大，下、后壁覆白色上皮组织（⇧），可见鼓膜（⇧）

后天原发性外耳道胆脂瘤的乳突多为气化型，或过度气化型，外耳道骨皮质破坏，骨性外耳道扩大，且可与乳突腔贯通，而外耳道软骨段无明显变化，因而相对狭窄，造成外小内大的状态。外科治疗的目的之一就是要修复外耳道骨性部分，扩大外耳道软骨部分（包括外耳道口成形、耳甲腔成形），以便于术后观察、清理。如骨性外耳道部分不能修复，建议开放式乳突根治后行乳突腔填塞（包括转移带蒂颞肌填塞），缩小或消灭乳突腔。

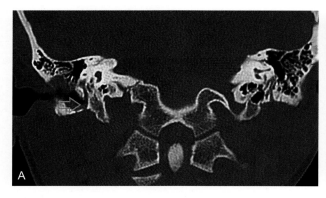
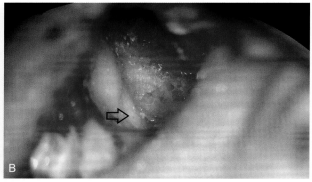

图 3-3-21

右侧外耳道胆脂瘤侵及面神经垂直段的 CT 表现和术中所见

A. 术前冠状位 CT 提示外耳道顶、底壁骨质破坏，面神经管垂直段破坏（⇧）；B. 术中见外耳道扩大，面神经垂直段部分暴露（⇧）。

正如第一章第五节所述，面神经在外耳道底壁水平，处于外耳道的内、后、下方，易受外耳道胆脂瘤等病变的侵蚀。外耳道胆脂瘤清理前需高分辨率 CT 扫描，了解外耳道骨质情况、面神经有否裸露等。

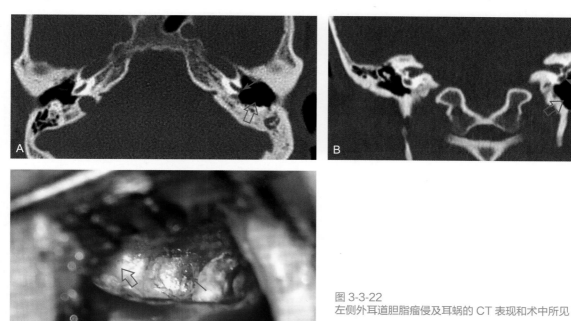

图 3-3-22
左侧外耳道胆脂瘤侵及耳蜗的 CT 表现和术中所见

A. 水平位 CT；B. 冠状位 CT；C. 可见左侧外耳道胆脂瘤致外耳道底壁、后壁、上壁（⇧）及耳蜗骨质（↑）吸收及肉芽形成

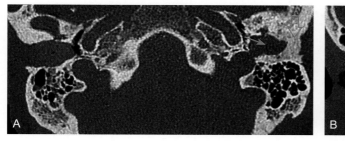
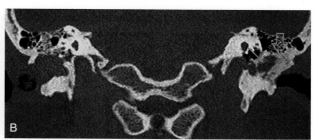

图 3-3-23
左侧外耳道闭锁伴后天性胆脂瘤的 CT 表现和术中所见

A 和 B. 分别为水平位和冠状位 CT，可见外耳道骨质增生（⇧）、闭锁伴深部软组织影（↑）

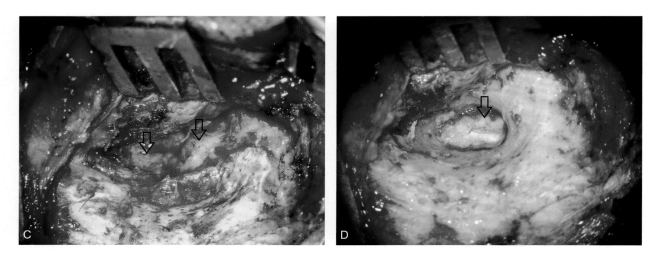

图 3-3-23（续）

C. 术中见外耳道浅部见增生骨质（⇧），外耳道呈闭锁状；D. 术中见磨除骨质、扩大外耳道见深部上皮团（⇧）

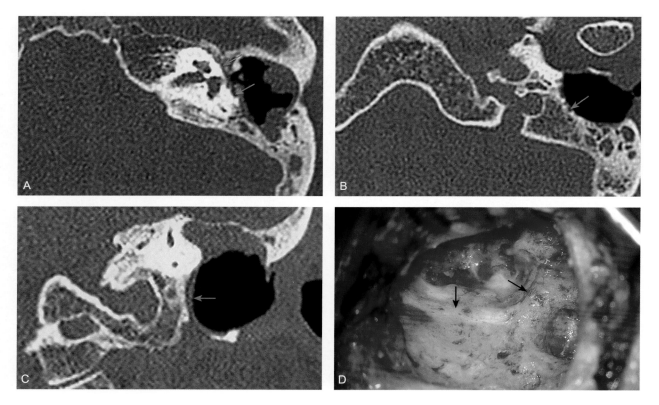

图 3-3-24
左侧外耳道胆脂瘤侵及乳突、鼓室的 CT 表现和术中所见

A. 水平位 CT 示外耳道上壁、乳突、面神经管鼓室段破坏（↑）；B 和 C. 分别为水平位和冠状位 CT，可见外耳道后壁破坏，面神经管乳突段破坏（↑）；D. 术中见面神经乳突段、鼓室段暴露（↑）

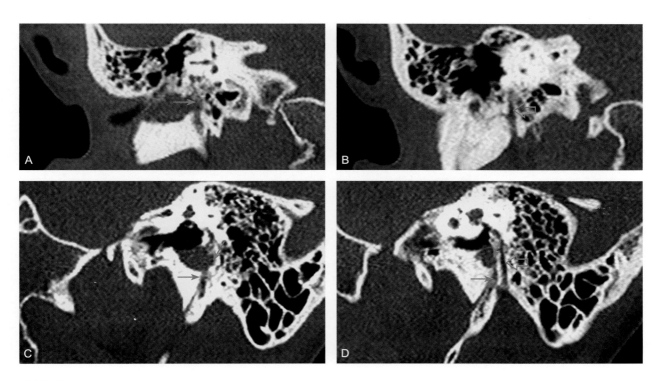

图 3-3-25
右侧外耳道胆脂瘤侵及茎突骨髓的 CT 表现和术中所见

A. 冠状位 CT 示茎突骨髓暴露（↑）；B. 冠状位 CT 示面神经管垂直段完整（⇧）；C. 矢状位水平位
CT 示茎突骨髓暴露（↑）；D. 矢状位 CT 示茎突骨髓暴露（↑），面神经管完整（⇧）

（二）先天性中耳乳突岩部胆脂瘤

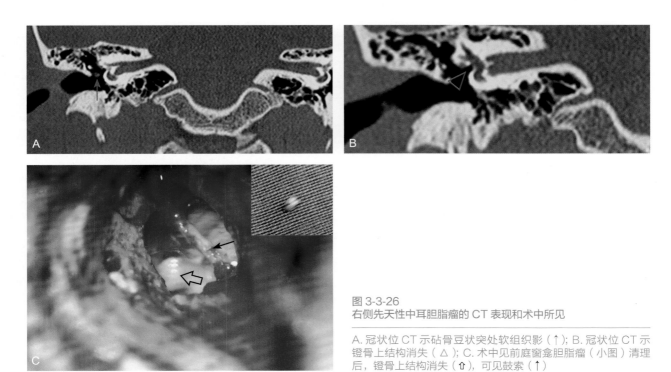

图 3-3-26
右侧先天性中耳胆脂瘤的 CT 表现和术中所见

A. 冠状位 CT 示砧骨豆状突处软组织影（↑）；B. 冠状位 CT 示
镫骨上结构消失（△）；C. 术中见前庭窗龛胆脂瘤（小图）清理
后，镫骨上结构消失（⇧），可见鼓索（↑）

先天性中耳胆脂瘤的诊断要点：无鼓膜外伤、耳流脓史，进行性传导性听力损失。检查见鼓膜完整、无内陷，中鼓室前上或后上方的（孤立）软组织影（CT）与鼓膜无连接。

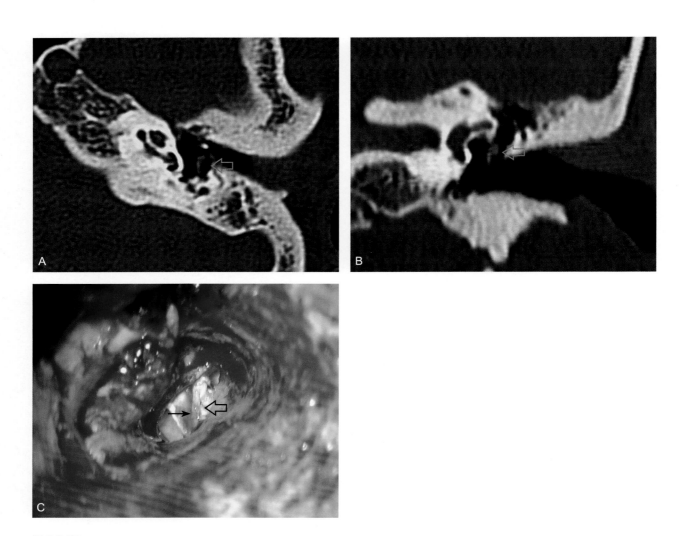

图 3-3-27

左侧先天性中耳胆脂瘤的 CT 表现和术中所见

A 和 B. 分别为水平位和冠状位 CT，可见砧骨长脚缺失，为软组织取代（⇧）；C. 术中见鼓膜完整，行鼓室探查见鼓索（↑）下方上皮团块（⇧）

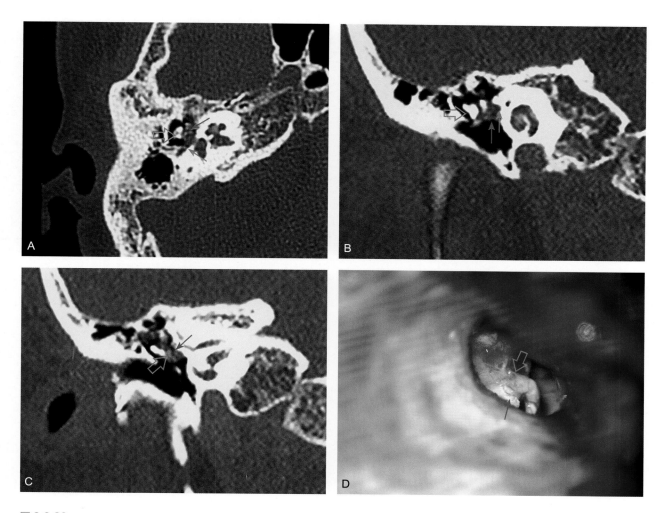

图 3-3-28
右侧先天性中耳胆脂瘤的 CT 表现和术中所见

A 和 B. 分别为水平位和冠状位 CT，可见锤砧关节（⇧）与面神经（↑）之间见软组织影（↑）；
C. 冠状位 CT 示砧骨长脚（⇧）内侧见软组织影（↑）；D. 术中见鼓膜完整，行鼓室探查见砧骨长脚
（⇧）内侧见白色上皮团（↑）

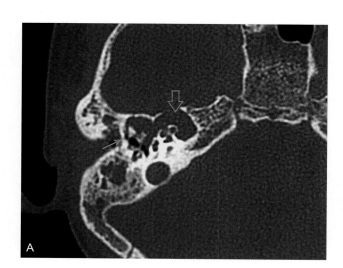

图 3-3-29
右侧先天性岩部胆脂瘤的 CT 和耳内镜表现

A 和 B. 分别为水平位和冠状位 CT，可见耳蜗前内（岩尖）及
上鼓室膨胀性扩张软组织影（⇧），鼓室盾板完整（↑）

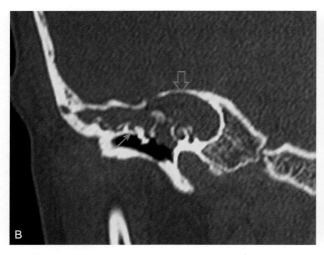

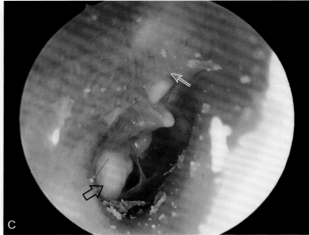

图 3-3-29（续）

C. 耳内镜下见鼓膜内可透见白色上皮团（⇧），鼓室盾板完整（↑）

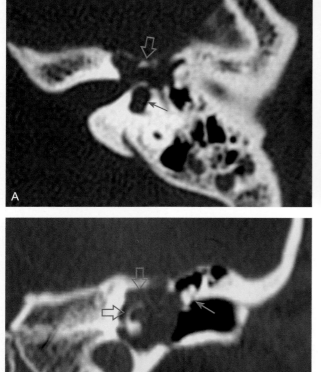

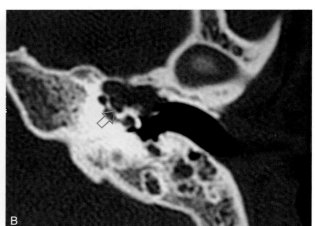

图 3-3-30
左侧迷路前上区先天性胆脂瘤并面瘫的 CT 表现

A. 水平位 CT 示面神经迷路段、膝神经节、水平段起始部、前庭（↑）之间见软组织影、骨质破坏（⇧）；B. 水平位 CT 示耳蜗前半部骨质破坏（⇧）；C. 冠状位 CT 示面神经迷路段、面神经水平段被包绕在软组织影中（⇧），耳蜗骨质破坏（⇧），锤砧骨与盾板融合（↑）

图 3-3-26~ 图 3-3-30 为先天性胆脂瘤，患者主要表现为进行性传导性听力下降，后期可出现混合性甚至感音神经性听力减退、听力丧失，面瘫、眩晕等，早期诊断至关重要。

（三）后天性中耳乳突胆脂瘤

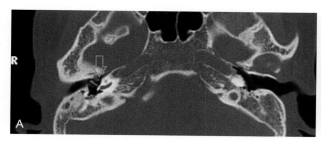
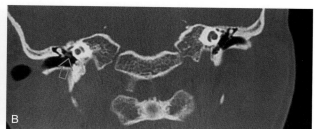

图 3-3-31
右侧鼓膜紧张部穿孔并胆脂瘤形成的 CT 表现

A. 水平位 CT；B. 冠状位 CT。可见锤骨柄的前内侧可见孤立的软组织影（⇧）

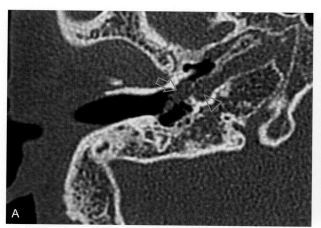
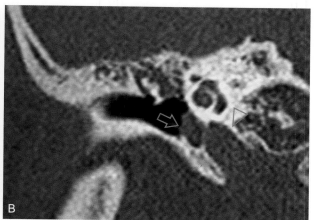

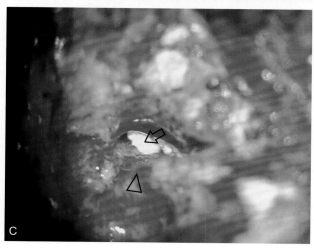

图 3-3-32
右侧鼓膜紧张部穿孔、下鼓室胆脂瘤的 CT 表现和术中所见

A 和 B. 分别为水平位和冠状位 CT，可见下鼓室前下内方（迷路前下）、颈内动脉管（△）外侧见软组织影（⇧）；C. 术中见下鼓室前下见胆脂瘤（⇧），清理后见其内侧有搏动的颈内动脉，骨性外耳道后壁（△）

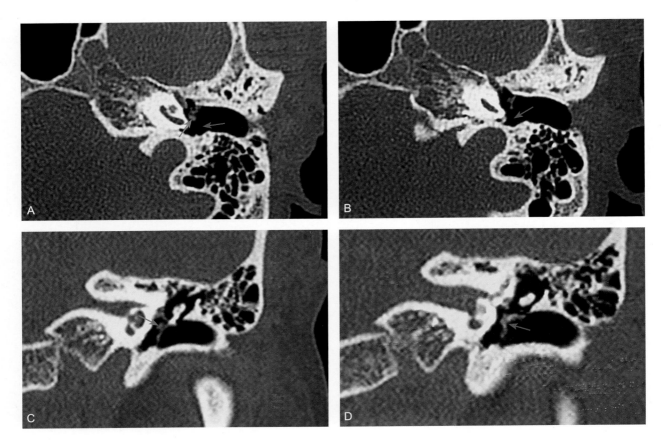

图 3-3-33
左侧鼓膜边缘性穿孔并胆脂瘤的 CT 表现

A. 水平位 CT 示鼓室内见软组织影（↑），鼓膜边缘性穿孔（↑）；B. 水平位 CT 示鼓膜后下边缘
性穿孔（↑）；C. 冠状位 CT 示鼓膜黏膜面见软组织附着（↑）；D. 冠状位 CT 示残余鼓膜明显增厚
（↑）。术中证实鼓膜黏膜面软组织影为上皮组织

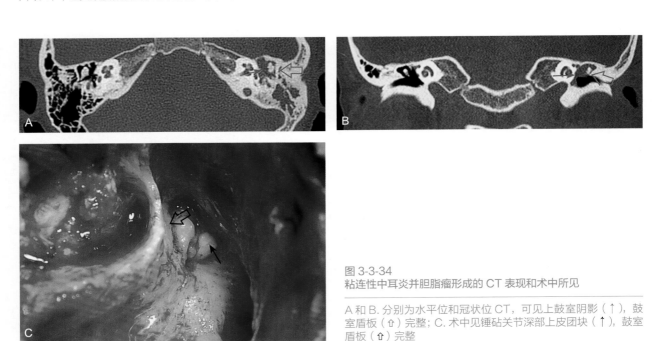

图 3-3-34
粘连性中耳炎并胆脂瘤形成的 CT 表现和术中所见

A 和 B. 分别为水平位和冠状位 CT，可见上鼓室阴影（↑），鼓
室盾板（⇧）完整；C. 术中见锤砧关节深部上皮团块（↑），鼓
室盾板（⇧）完整

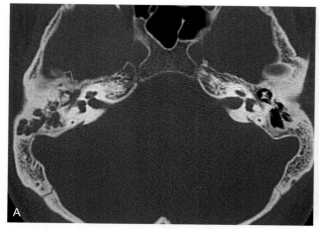
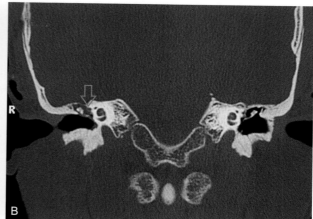
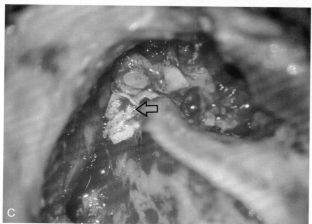

图 3-3-35

右侧粘连性中耳炎伴胆脂瘤的 CT 表现和术中所见

A 和 B. 分别为水平位和冠状位 CT，可见胆脂瘤（⇧）主要位于锤砧关节的深方（内侧），鼓室盾板无明显破坏；C. 术中可见摘除砧骨后见上皮组织（⇧）

鼓膜紧张部后方内陷袋向上鼓室、鼓窦方向发展，可造成砧镫关节、镫骨上结构破坏，锤砧关节与上鼓室内侧之间缝隙加大，鼓室盾板保持完整。由图 3-3-24~ 图 3-3-33 可见，鼓室盾板完整并不能排除有颞骨胆脂瘤可能。因此鼓室盾板完整与否不能作为颞骨胆脂瘤的诊断唯一依据。盾板破坏（排除外伤史）代之软组织影是上鼓室（prussak 间隙内陷）胆脂瘤的特征性改变。

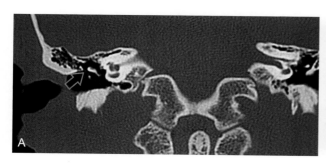
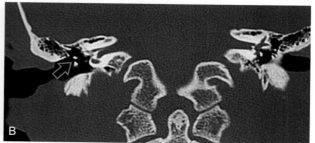

图 3-3-36

右侧鼓室盾板破坏的 CT 表现

A. 水平位 CT；B. 冠状位 CT。可见鼓室盾板破坏，局部被膜性组织代替（⇧）

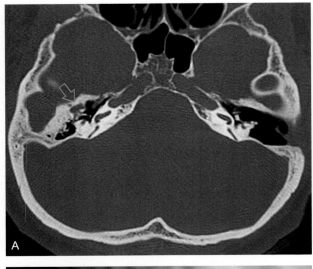

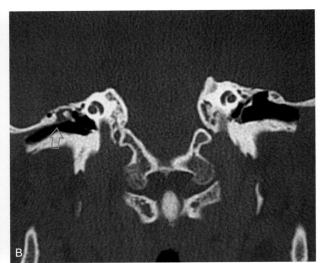

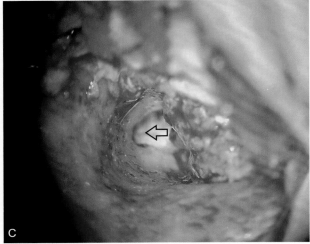

图 3-3-37
右侧上鼓室胆脂瘤鼓室盾板破坏的 CT 表现和术中所见

A. 水平位 CT 示听小骨与上鼓室外壁之间空间扩大（⇧），并被软组织填充；B. 冠状位 CT 示鼓室盾板破坏，上鼓室软组织影（⇧）；C. 术中见鼓室盾板部分缺如（⇧）、上鼓室含上皮组织

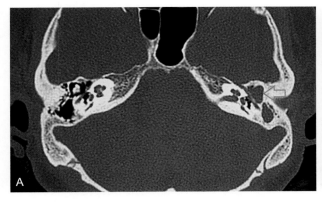

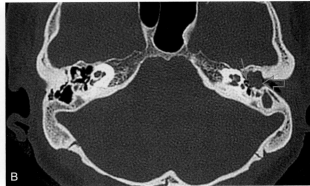

图 3-3-38
左侧中耳乳突胆脂瘤破坏听小骨的 CT 表现和术中所见

A. 水平位 CT 示左上鼓室、鼓窦区软组织影，锤砧骨消失（⇧）；B. 水平位 CT 示锤、砧骨破坏（⇧），镫骨尚存（↑）

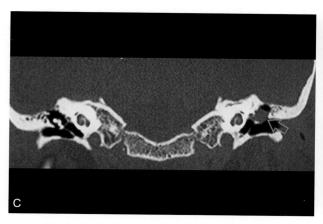
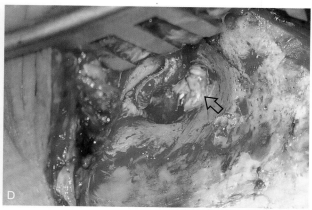

图 3-3-38（续）

C. 冠状位 CT 示上鼓室软组织影，锤砧骨消失（⇧）；D. 术中见上鼓室见上皮组织（⇧），锤砧骨缺失

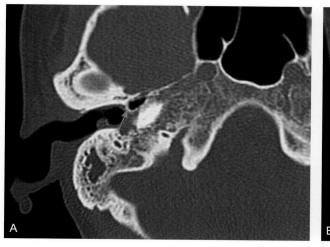
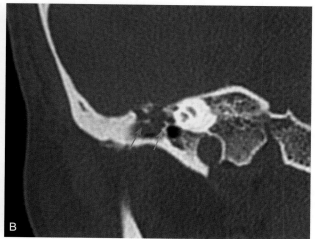

图 3-3-39
咽鼓管鼓室口骨性封闭伴上鼓室胆脂瘤的 CT 表现

A. 水平位 CT；B. 冠状位 CT。可见咽鼓管鼓室口有弧形骨质封闭（↑），鼓室盾板破坏，上鼓室内软组织影（↑），听小骨破坏

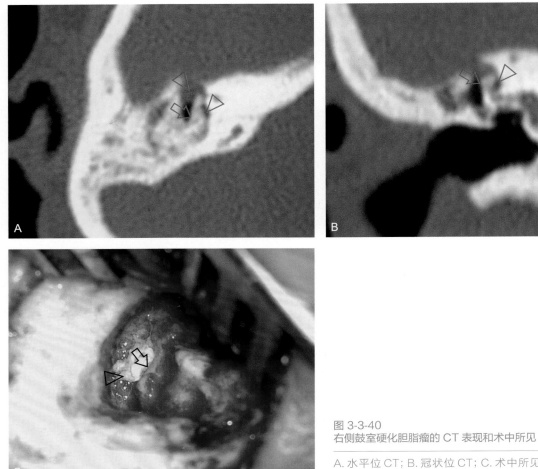

图 3-3-40
右侧鼓室硬化胆脂瘤的 CT 表现和术中所见

A. 水平位 CT；B. 冠状位 CT；C. 术中所见。可见鼓室硬化灶
（⇧/⇧），胆脂瘤（△/△）

鼓室硬化症合并胆脂瘤时，硬化灶之间细缝内常有胆脂瘤上皮存在，应予彻底清除。

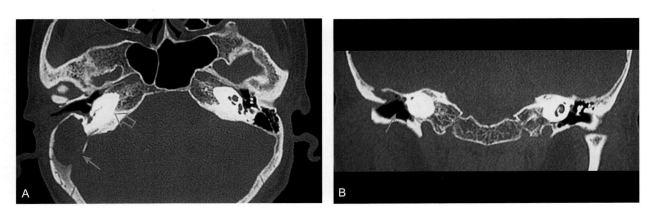

图 3-3-41
右侧中耳乳突胆脂瘤伴耳蜗骨化的 CT 表现

A. 水平位 CT 示右侧耳蜗骨化，蜗管腔消失（⇧），乳突腔较大占位（↑）；B. 冠状位 CT 示右侧听
骨链消失（↑），上鼓室软组织影，耳蜗骨化（⇧）

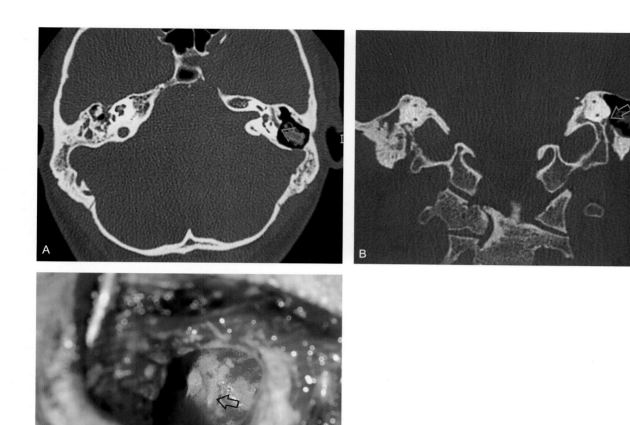

图 3-3-42
左侧胆脂瘤中耳炎、面神经第二膝暴露的 CT 表现和术中所见

A 和 B. 分别为水平位和冠状位 CT，可见面神经管破坏（⇧）；
C. 术中见面神经暴露（⇧）

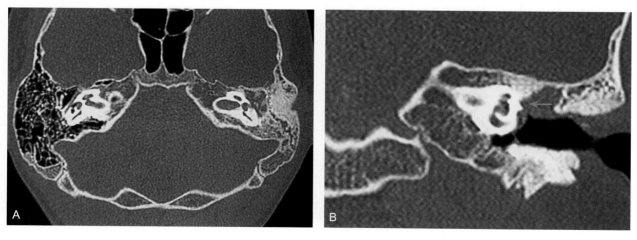

图 3-3-43
左中耳乳突胆脂瘤面神经暴露的 CT 表现和术中所见

A. 水平位 CT 示面神经水平段外壁暴露（↑）; B. 冠状位 CT 示面神经外壁下壁暴露（↑）

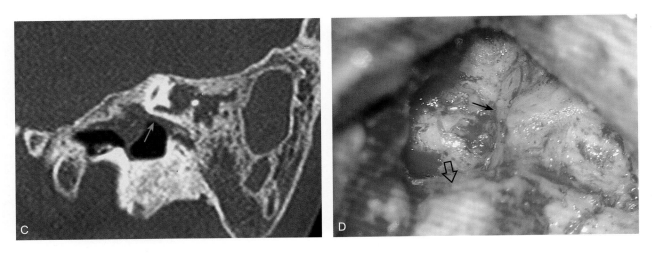

图 3-3-43（续）

C. 矢状位 CT 示面神经管下壁缺损，面神经暴露（↑）；D. 术中见面神经水平段（↑）、垂直段（⇧）
暴露

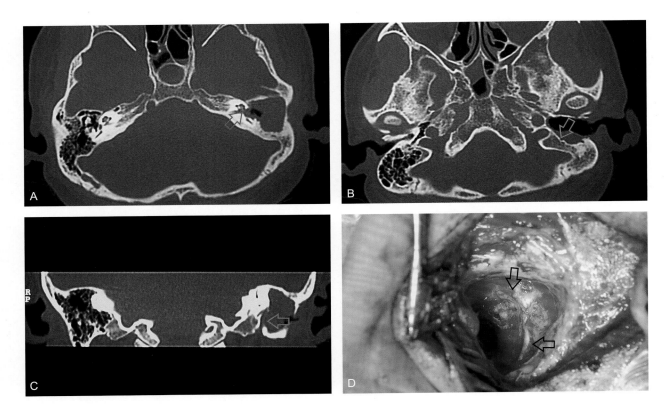

图 3-3-44
左侧胆脂瘤侵及面神经管垂直段、第二膝、水平段的 CT 表现和术中所见

该患者术前 45 天曾有化脓性脑膜炎病史，患耳全聋。A. 水平位 CT 示面神经管水平段破坏，耳蜗
骨质破坏（⇧）；B 和 C. 分别为水平位和冠状位 CT，可见面神经管垂直段破坏（⇧）；D. 术中见面神
经水平段（⇧）、第二膝、垂直段暴露（⇧）。

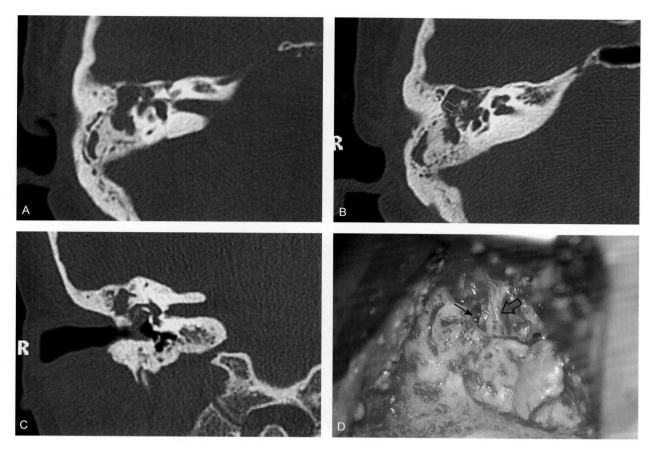

图 3-3-45
右侧中耳乳突胆脂瘤伴外半规管破坏、面神经暴露的 CT 表现和术中所见

A. 水平位 CT 示外半规管前脚外下壁破坏（↑），锤砧骨破坏消失；B. 水平位 CT 示面神经水平段暴露（⇧）；C. 冠状位 CT 示外半规管外下壁破坏（↑）；D. 术中见外半规管前脚外下壁骨质缺损（↑）、面神经水平段暴露（⇧）

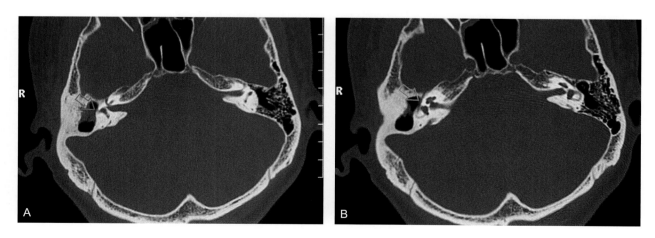

图 3-3-46
右侧中耳乳突胆脂瘤伴面神经水平段暴露、外半规管骨管破坏的 CT 表现和术中所见

A. 水平位 CT 示鼓窦入口扩大，外半规管凸骨质破坏（⇧）；B. 水平位 CT 示面神经管水平段外侧壁缺失（⇧）

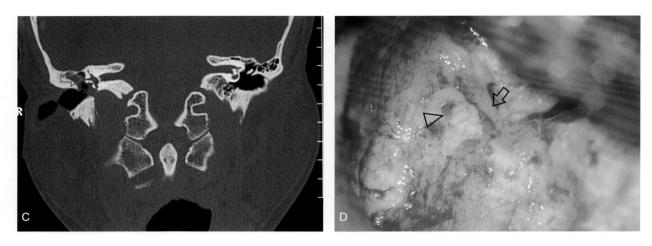

图 3-3-46（续）

C. 冠状位 CT 能较为清晰显示膜外半规管（⇧）与鼓窦入口处软组织（胆脂瘤）相连；D. 术中清除胆脂瘤后见面神经管水平段、外半规管凸骨管破坏，致使面神经（⇧）、膜迷路（△）暴露

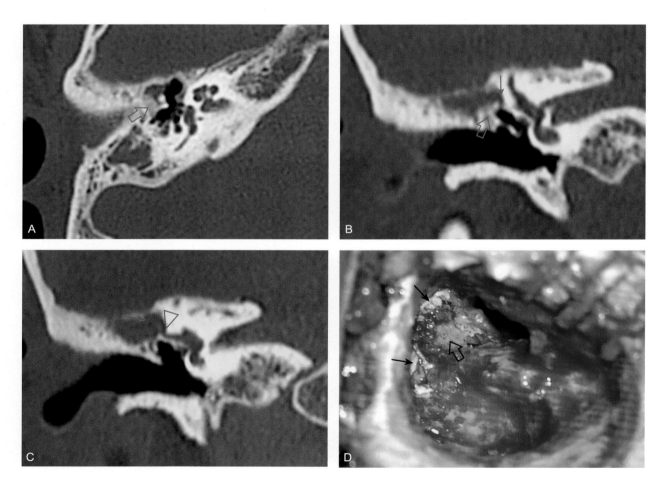

图 3-3-47

右侧胆脂瘤鼓室硬化、外半规管破坏的 CT 表现和术中所见

A. 水平位 CT；B 和 C. 冠状位 CT。可见砧骨体处骨质增生（⇧），砧骨固定，上鼓室软组织（↑），外半规管骨质破坏（△）。D. 术中见上鼓室上皮组织（↑），砧骨体外侧钙化组织（⇧）

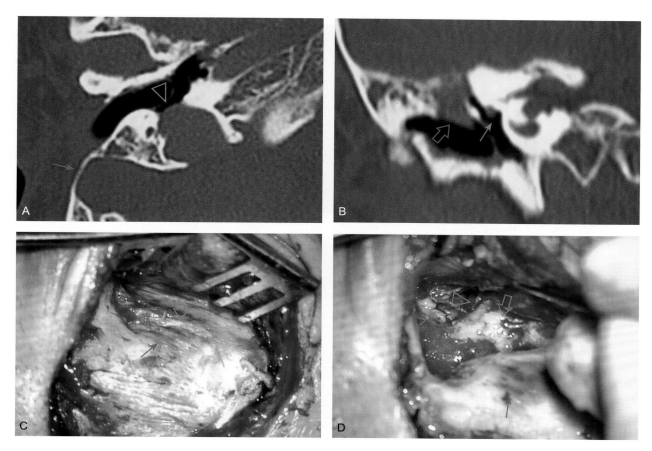

图 3-3-48

右侧乙状窦外移、颈静脉求高位裸露、面神经裸露、中耳胆脂瘤的 CT 表现和术中所见

A 和 B. 分别为水平位和冠状位 CT，可见裸露的颈静脉球（△），外移乙状窦（↑），面神经鼓室段
裸露（↑），盾板破坏、胆脂瘤形成（⇧）；C 和 D. 术中见外移乙状窦（↑）、面神经裸露（↑）、颈静
脉球裸露（△），可见外耳道后壁（⇧）

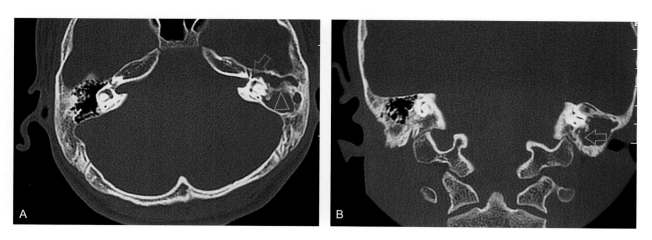

图 3-3-49

左侧中耳乳突胆脂瘤的 CT 表现和术中所见

A. 水平位 CT 示前半规管、外半规管前内侧胆脂瘤（⇧），乳突腔骨质增生（△）；B. 冠状位 CT 示
面神经管垂直段破坏（⇧）

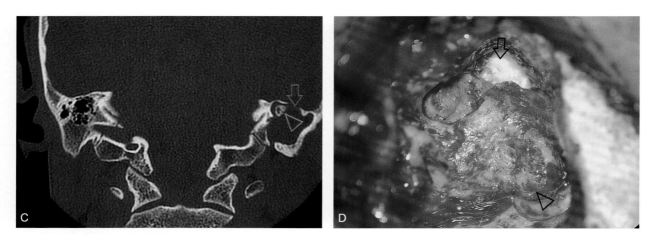

图 3-3-49（续）

C. 冠状位 CT 示乳突增生骨质（△），鼓窦盖骨质破坏（⇧）；D. 术中见前半规管前内侧胆脂瘤（⇧），乳突腔内胆脂瘤清理后见增生骨质（△）

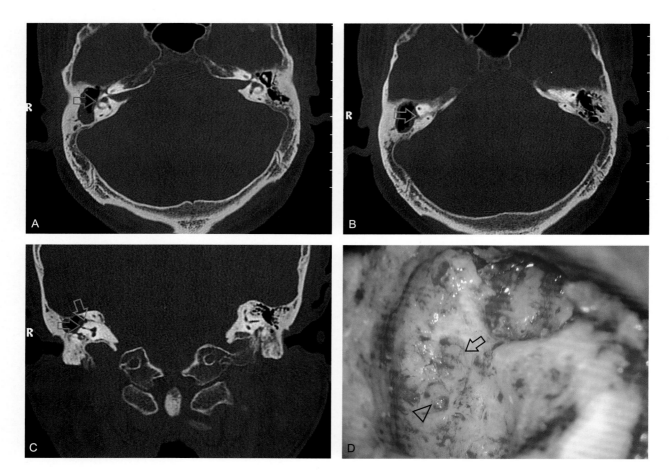

图 3-3-50

右中耳乳突胆脂瘤致外半规管破坏岩乳管扩大的 CT 表现和术中所见

A. 水平位 CT 示鼓窦入口扩大，外半规管凸破坏（⇧）；B. 水平位 CT 示岩乳管乳突端扩大（⇧）；
C. 冠状位 CT 示外半规管破坏（⇧）、岩乳管乳突端扩大（⇧）；D. 术中清理胆脂瘤后见外半规管破坏（⇧）、岩乳管乳突端扩大（△）

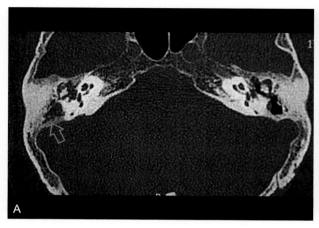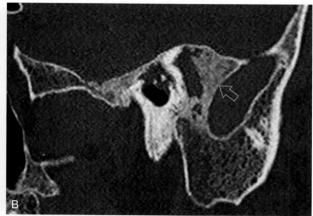

图 3-3-51
双侧中耳乳突胆脂瘤伴右乙状沟壁骨髓炎的 CT 表现

A 和 B. 分别为水平位和矢状位 CT。可见右侧乙状沟壁骨髓炎（⇧）。该处骨质疏松，术中易出血

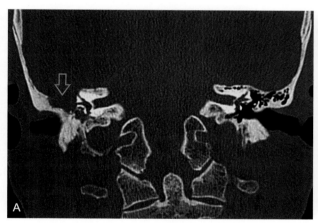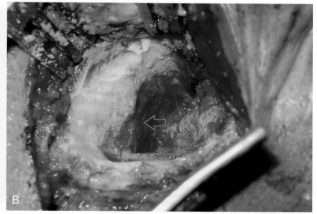

图 3-3-52
右中耳乳突胆脂瘤伴硬脑膜暴露的 CT 表现和术中所见

A. 冠状位 CT 示鼓窦盖骨质破坏（⇧）；B. 术中见硬脑膜暴露（⇧）

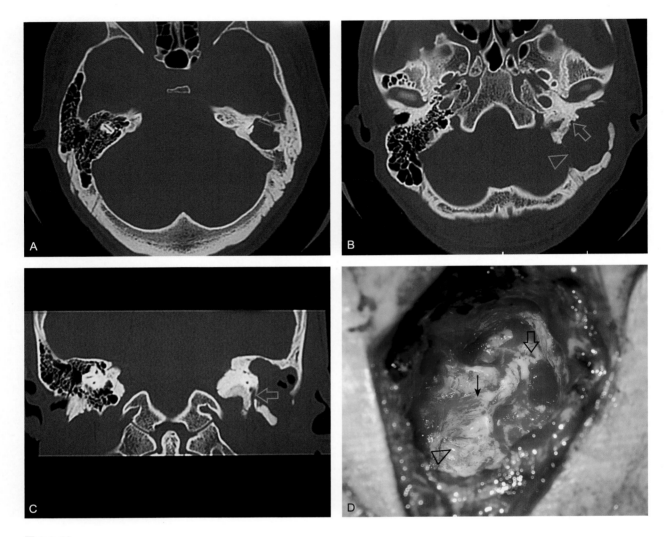

图 3-3-53
左侧中耳乳突胆脂瘤伴面神经管垂直段、骨性前半规管、乙状窦骨板破坏的 CT 表现和术中所见

A. 水平位 CT 示胆脂瘤致前半规管前脚骨管破坏（⇧）；B. 水平位 CT 示面神经管垂直段后外壁破坏
（⇧），乙状窦壁骨质破坏与颅内仅隔一薄层软组织（△）；C. 冠状位 CT 示面神经管部分破坏（⇧），
乳突骨皮质破坏；D. 清理胆脂瘤后见乙状窦（△）表面、面神经垂直段表面（↑）被覆结缔组织，
前半规管前脚骨质破坏（⇧）

三、中耳乳突根治术后改变

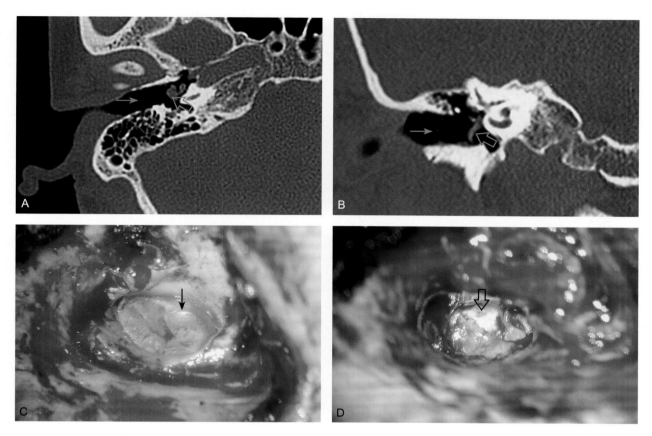

图 3-3-54
右侧鼓膜修补术后外耳道膜性闭锁并中耳胆脂瘤的 CT 表现和术中所见

A 和 B. 分别为水平位和冠状位 CT，外耳道中段可见膜性封闭组织（↑），鼓室内见条形阴影（⇧）；
C. 术中见外耳道中段见貌似鼓膜组织（↑）；D. 切除膜性封闭组织，见鼓室内有白色上皮团块（⇧）

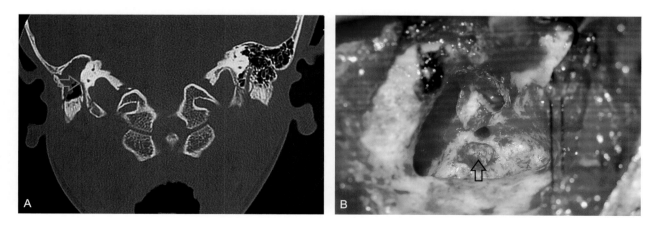

图 3-3-55
右侧胆脂瘤术后复发、面神经第二膝暴露伴肉芽形成的 CT 表现和术中所见

A. 冠状位 CT 示术前面神经管破坏（⇧）；B. 术中见面神经暴露处有肉芽组织（⇧）

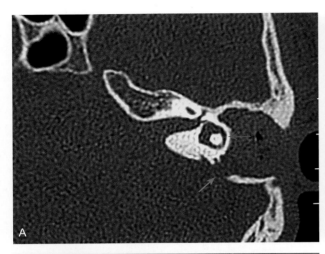
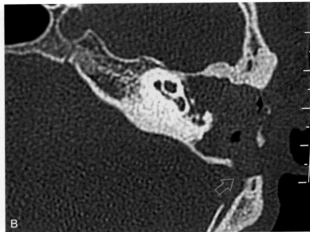
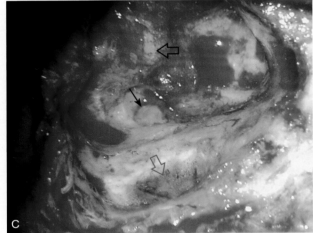

图 3-3-56
左侧胆脂瘤术后复发、乙状窦、内淋巴囊暴露的 CT 表现和术中所见

A. 水平位 CT 示内淋巴囊暴露（↑），外半规管（↑）；B. 水平位 CT 示乙状窦暴露（⇧）；C. 胆脂瘤清除后见内淋巴囊（↑）、乙状窦暴露（⇧），可见外半规管（⇧）

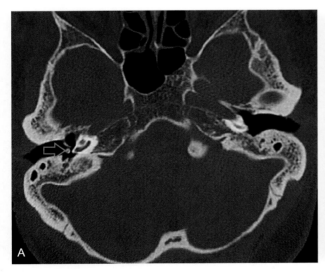
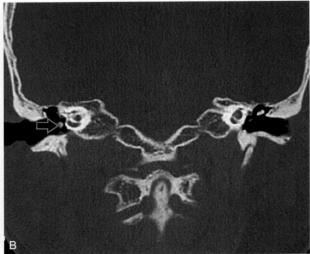

图 3-3-57
右侧鼓室成形术后的 CT 表现

A. 水平位；B. 冠状位。用自体锤骨小头做人工听骨（⇧），行镫骨加高

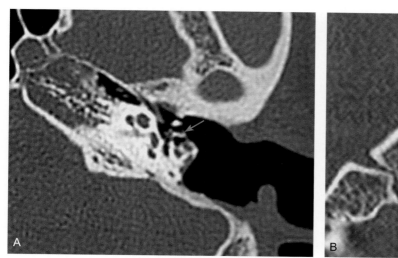
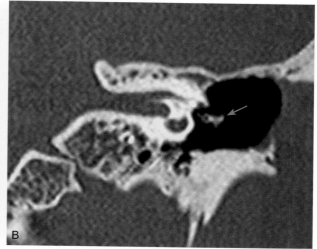

图 3-3-58
左侧开放式乳突根治＋鼓室成型术后的 CT 表现

A. 水平位 CT；B. 冠状位 CT。将自体乳突骨皮质修整后做 P 型人工听骨，术后 6 年复查 CT 所示人工听骨（↑）无移位、吸收，位置良好

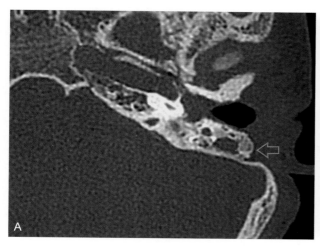
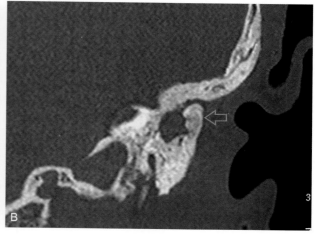

图 3-3-59
左侧乳突根治术后骨质增生的 CT 表现

A. 水平位 CT；B. 冠状位 CT。可见增生的骨质（⇧）

四、耳源性颅内外并发症

中耳乳突的炎症可循颞骨内的自然管道或裂隙，或经破坏骨质扩散至颅内外，偶可经血液循环到达远处器官，引起感染：颅内感染，轻者引起局部硬脑膜增厚，重者可导致脑膜炎、脑脓肿（见图 3-2-18）、乙状窦血栓性静脉炎、周围脓肿，危及生命；颅外感染者，可有迷路炎、面瘫、神经性听力损失、眩晕、颞侧脓肿、颞骨骨髓炎、耳后骨膜下脓肿、颈深部脓肿甚至纵隔脓肿。

　　已有或怀疑颅内外并发症时，应及时行颞骨增强 MRI 检查（或软组织窗颅脑 CT），以便明确诊断、了解病变范围。当乙状沟、鼓室（鼓窦）盖、颞骨鳞部、乳突骨皮质破坏时，对耳源性颅内外并发症的诊断有重要提示作用。

（一）颅外并发症

　　颞骨内并发症详见第三章第二节"耳外伤"。

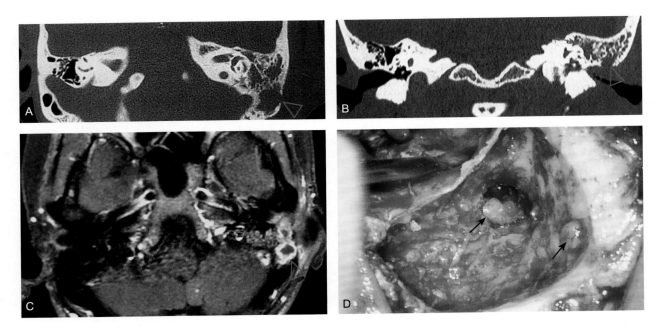

图 3-3-60
左侧隐形乳突炎伴耳后骨膜炎的影像学表现和术中所见

A 和 B. 分别为水平位和冠状位 CT，可见乳突腔阻塞性改变（↑），乳突骨皮质破坏（△）；C. 抗感染治疗后 MRI 的增强 T_1WI 可见乳突腔内边缘高信号、中央低信号软组织影（△），乳突腔稍高信号（↑），与治疗前 A、B 图相比耳后肿胀减轻；D. 术中见肉芽（↑），乳突腔积脓

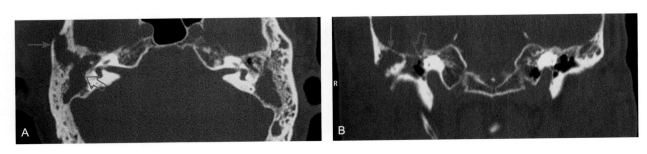

图 3-3-61
右侧中耳乳突胆脂瘤伴颞侧脓肿的影像学表现和术中所见

A 和 B. 分别为水平位和冠状位 CT，中耳乳突骨质破坏软组织影（⇧），颞骨鳞部骨皮质破损（↑）

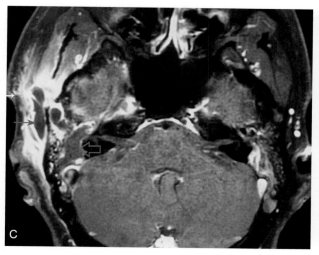

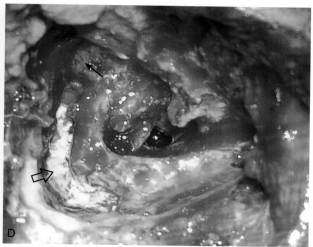

图 3-3-61（续）

C. MRI 的增强 T₁WI 示颞骨鳞部高信号、中央低信号（↑）提示局部脓肿形成，乳突腔见周围高信号、中央低信号影（⇧）提示胆脂瘤形成；D. 术中见颞骨鳞部脓肿、肉芽（↑），乳突腔胆脂瘤（⇧）

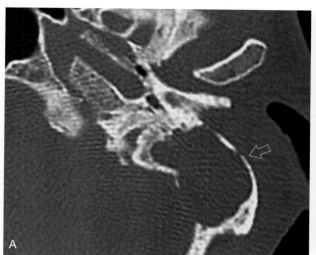

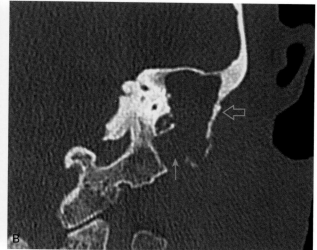

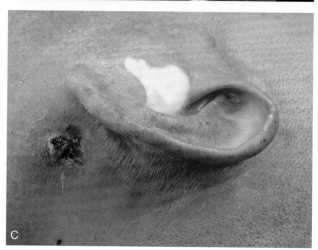

图 3-3-62
左侧中耳乳突胆脂瘤并 Bezold 脓肿的 CT 表现和外观

A. 水平位 CT 示左侧乳突内软组织影，骨质破坏，外侧骨皮质尚完整（⇧）；B. 冠状位 CT 示乳突尖内侧骨质破坏（↑），外侧骨皮质尚完整（⇧）；C. 左侧乳突尖下方皮肤破溃（↑），瘘道形成，耳后无明显肿胀

（二）颅内及颈部并发症

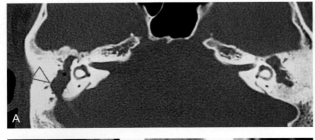
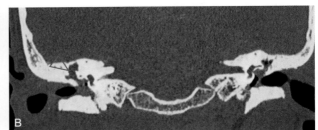
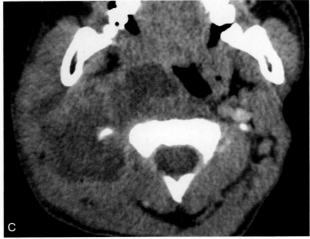

图 3-3-63
右侧中耳乳突胆脂瘤伴乙状窦周围、颈部脓肿的 CT 表现

A 和 B. 分别为水平位和冠状位颞骨 CT，可见中耳乳突软组织影（△），听小骨破坏，乙状沟骨质缺失（↑）；C. 颈部 CT 可见低密度影（⇧）

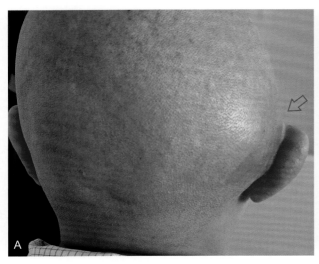
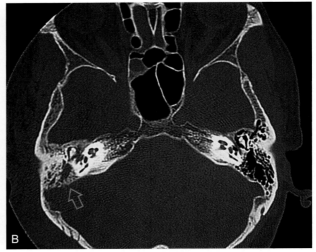

图 3-3-64
右侧隐性乳突炎伴乙状窦血栓性静脉炎、耳后骨膜下脓肿

右侧头痛伴反复发热 1 个月余，无耳流脓病史，查体见鼓膜充血、增厚、完整。A. 术前见右耳后明显炎性肿胀（⇧）；B. 水平位 CT 示右侧中耳乳突呈急性炎症改变，乙状窦壁骨质疏松（⇧）

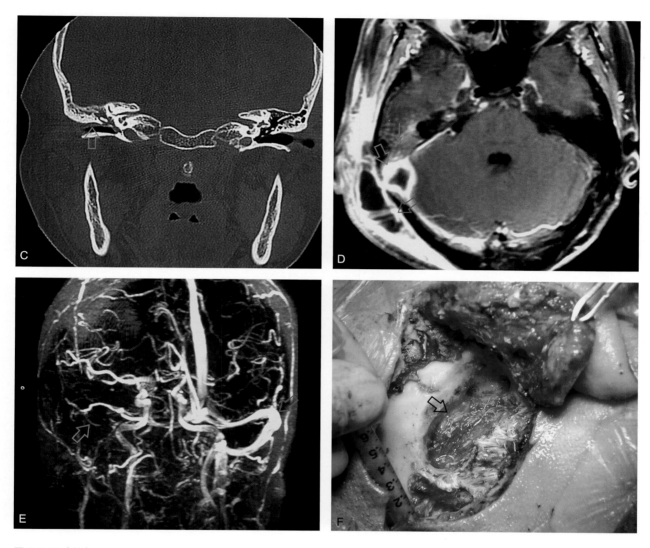

图 3-3-64（续）

C. 冠状位 CT 示右侧中耳乳突炎性改变，外耳道上壁软组织肿胀（⇧），鼓膜完整；D. 水平位增强 MRI 的 T_1WI 示右侧中耳乳突稍高信号（↑）、乙状窦异常信号边缘强化，乙状窦中心充盈缺失影（⇧），耳后软组织肿胀并见低信号影（脓腔）周边强化（⇧）；E.MRV 示右侧乙状窦充盈缺失（⇧），左侧乙状窦显示清楚（⇧）；F. 术中见乙状窦壁增厚呈炎性肉芽样改变（⇧）

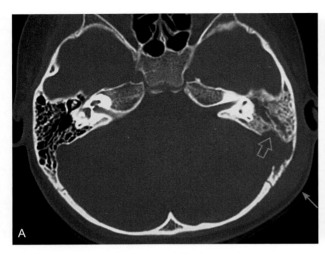
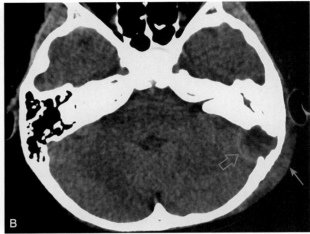

图 3-3-65
左侧慢性化脓性中耳炎并乙状窦周围脓肿、耳后骨膜下脓肿的 CT 表现

A. 水平位颞骨 CT 示左侧乳突阻塞改变，乙状窦沟骨质破坏（⇧），耳后软组织肿胀（↑）；B. 软组织窗水平位颅脑 CT 示乙状窦区边界清楚的低密度影（⇧），耳后软组织肿胀（↑）

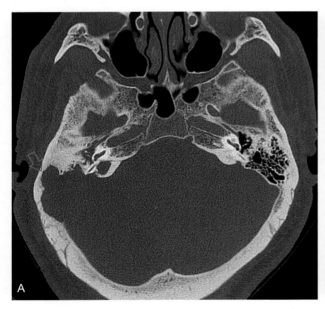
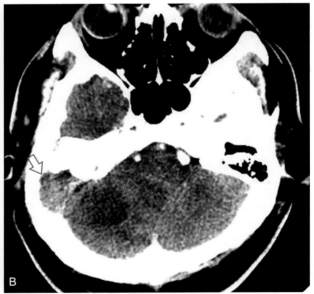

图 3-3-66
右侧乳突胆脂瘤脑脓肿的 CT 表现

A. 水平位 CT 示乙状沟、乳突骨质破坏（⇧）；B. 软组织窗水平位颅脑 CT 示乙状沟骨皮质破坏（⇧），小脑低密度影（△）提示脓肿形成

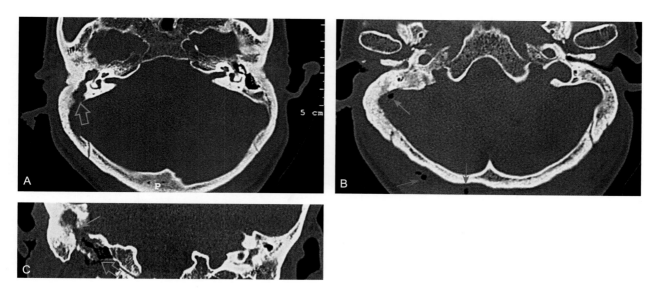

图 3-3-67

右侧中耳乳突胆脂瘤并乙状窦周围炎、枕部脓肿的 CT 表现

A. 水平位 CT 示右侧中耳乳突软组织影，听骨消失，乙状窦沟骨壁破坏（⇧）；B. 水平位 CT 示右侧乙状窦处见含气空腔（↑），颅外枕、项部软组织内见多发含气腔（↑），局部肿胀；C. 冠状位 CT 示右乳突内侧壁（↑）、枕骨骨质破坏（⇧），局部含气并与颅外相通

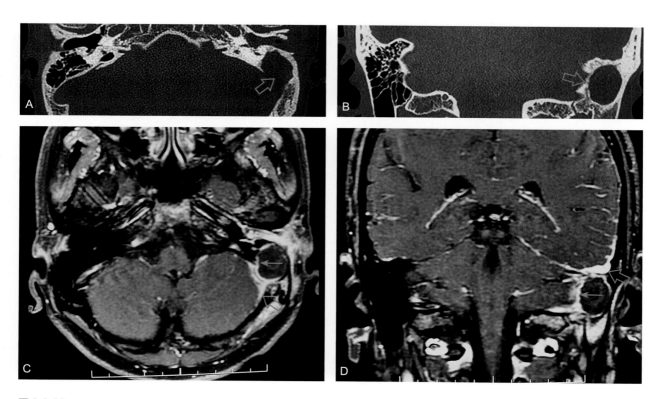

图 3-3-68

左侧中耳乳突胆脂瘤并局限性脑膜炎的 CT 表现

A. 水平位 CT 示左侧乳突软组织影，乙状窦沟骨质破坏（⇧）；B. 冠状位 CT 示左侧乳突部见软组织影（⇧），边缘光滑；C 和 D. 分别为水平位和冠状位增强 MRI 的 T₁WI，见左侧乳突腔内边缘强化软组织影（↑），邻近脑膜强化（⇧）

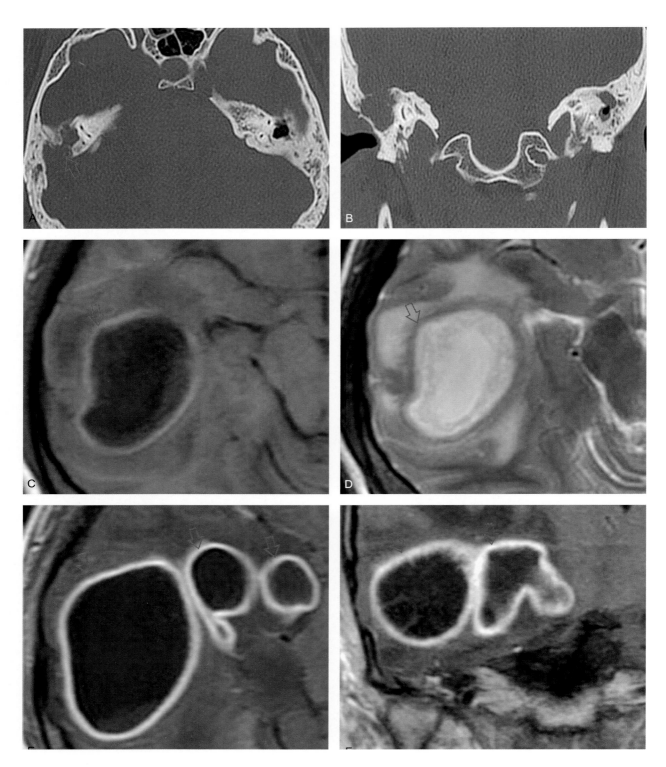

图 3-3-69
右侧中耳乳突胆脂瘤并脑脓肿的影像学表现

患者中年男性，因右耳间断流脓多年，发热伴头痛 1 周就诊。A 和 B. 分别为水平位和冠状位 CT，可见右侧乳突呈板障型，上鼓室 - 乳突软组织影、颅中窝骨质破坏（⇧）；C. 水平位 MRI 的 T_1WI 示鹅卵石形低信号影周边稍高信号，中央低信号影（⇧）；D. 水平位 MRI 的 T_2WI 示颞叶脑组织内边界清晰的鹅卵石形高信号影（⇧）；E 和 F. 分别为水平位和冠状位增强 MRI 的 T_1WI，可见多个（或分叶状）鹅卵石形周边强信号、中央低信号影（⇧）

图 3-3-60~ 图 3-3-69 提示乙状沟、颅中窝骨质破坏或骨质疏松（骨髓炎），提示有颅内并发症可能，需进一步检查（包括颅脑 CT、颞骨 MRI 等），以明确诊断。

五、耳特异性炎症

耳特异性炎症相对少见，常伴有其他部位的同类疾病或是同类疾病在耳部的表现。

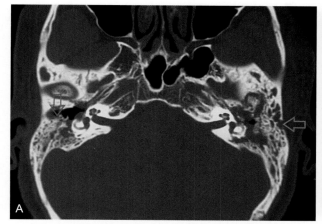
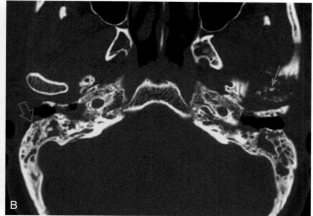
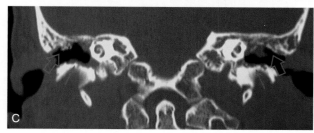

图 3-3-70
双侧结核性中耳炎的 CT 表现

A 和 B. 为水平位 CT，C. 冠状位 CT。示双侧颞骨呈气化型，中耳乳突软组织影，颞骨鳞部（⇧）、外耳道上后壁骨皮质破坏（⇧），侵及髁突（↑），外耳道下壁骨质呈虫蚀样改变（↑），听小骨破坏消失

第四节 耳瘤样病变及肿瘤

尽管颞骨肿瘤只占全身肿瘤一小部分，但因其位置的隐匿性不易早期发现，因此影像学检查是其诊断的重要辅助手段之一。本节将对发生于颞骨的肿瘤影像学特点及术中所见进行描述。

一、耳肉芽肿

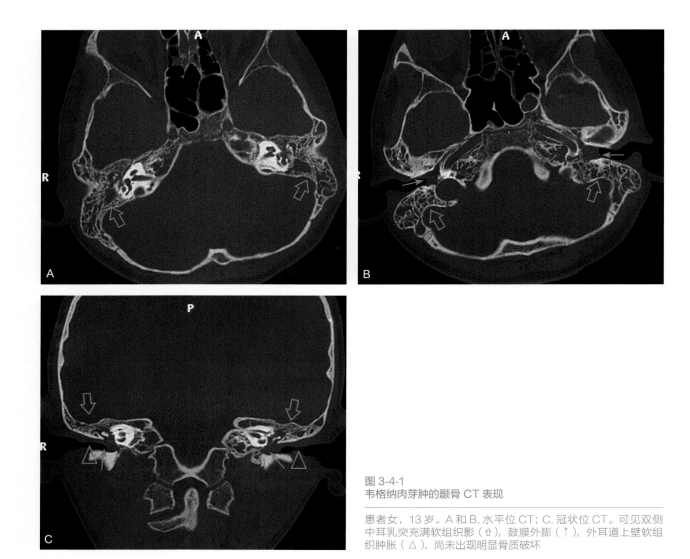

图 3-4-1
韦格纳肉芽肿的颞骨 CT 表现

患者女，13 岁。A 和 B. 水平位 CT；C. 冠状位 CT。可见双侧中耳乳突充满软组织影（⇧），鼓膜外膨（↑），外耳道上壁软组织肿胀（△），尚未出现明显骨质破坏

　　韦格纳肉芽肿又称肉芽肿性血管炎，是一种坏死性肉芽肿性血管炎，属自身免疫性疾病，主要侵犯上、下呼吸道和肾脏，也可累及耳部。

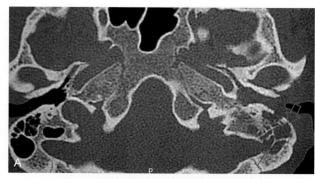

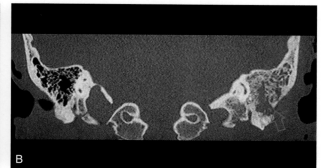

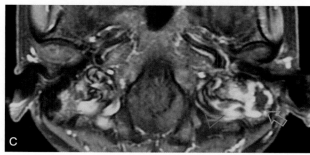

图 3-4-2
左耳韦格纳肉芽肿的影像学表现

患者女，26 岁。A 和 B. 分别为水平位和冠状位 CT，可见乳突骨皮质破坏，乳突内外耳道软组织影（⇧），乙状沟骨皮质破坏（↑）；C. 增强 MRI 的 T_1WI 乙状窦壁高信号（△），乳突腔见周围高信号、中央低信号影（⇧）

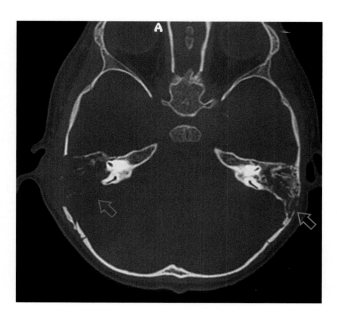

图 3-4-3
颞骨朗汉斯细胞组织增殖症的水平位 CT 表现

患者男性，3 岁。可见右侧颞骨（⇧）骨质破坏吸收，颞部软组织肿胀，左侧颞骨（⇧）骨皮质亦出现破坏、吸收

　　朗汉斯细胞组织增殖症病因尚不明确，有一定的家族性，具有肿瘤性质。诊断以临床、影像学和病理检查为主要依据。临床表现多样，可累及多系统、多器官。骨病变主要表现为边缘不规则的溶骨性损害，以头颅骨病变最多见。耳部表现为外耳道、耳后软组织肿胀，耳溢脓，传导性听力损失。CT 扫描显示骨与软组织病变。

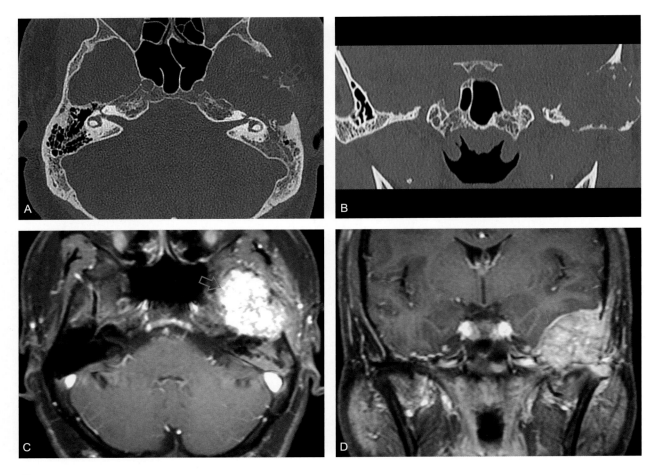

图 3-4-4
左颞骨巨细胞修复肉芽肿

患者男，29 岁。A 和 B. 分别为水平位和冠状位 CT，可见左侧颞骨鳞部膨胀性骨质破坏（⇧），残端骨质硬化；C 和 D. 分别为水平位和冠状位 MRI，可见肿块中央呈等信号小片状影不均匀强化（⇧）

　　巨细胞修复肉芽肿为一种少见的非肿瘤性良性病变，是外伤性骨内出血而引起的增生性修复反应，但具有局部侵袭性。主要发生在颅骨，临床表现为局部肿胀，疼痛或触痛。影像学表现为单房阴影，边界清楚，CT 扫描常呈蜂窝状或肥皂泡表现。

二、颞骨骨纤维异常增殖症

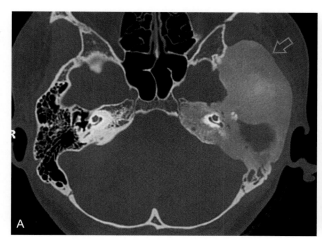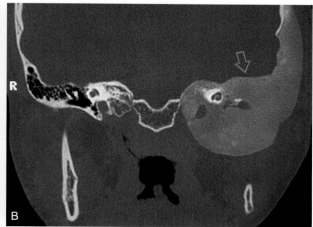

图 3-4-5
左侧颞骨骨纤维异常增殖症的 CT 表现

患者女性，20 岁。A 和 B 分别为水平位和冠状位 CT，可见左侧颞骨边界较为清楚的磨玻璃状骨纤维样组织增生（⇧）

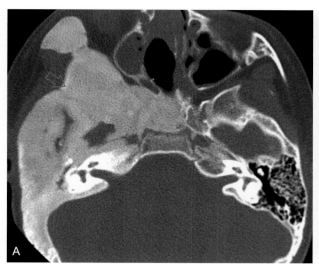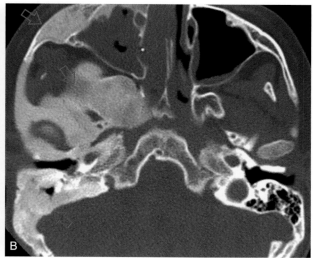

图 3-4-6
左侧颅骨骨纤维性结构不良的影像学表现

患者男性，6 岁。A 和 B. 水平位 CT，可见右侧颅骨（颞骨、蝶骨）增生，呈磨玻璃状（⇧）

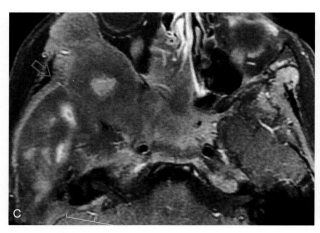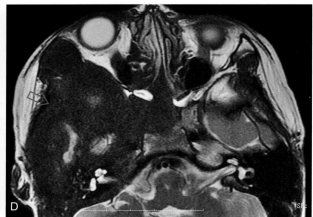

图 3-4-6（续）

C. 水平位 MRI 的 T₁WI 呈不均中等信号（⇧）；D. 水平位 MRI 的 T₂WI 肿瘤呈低信号（⇧）

　　骨纤维性结构不良又称骨纤维组织异常增殖症，是一种以骨纤维变形为特征的骨骼系统疾病，是一种发育异常，而非真性肿瘤，好发于儿童和青少年，女性较多见。病情发展缓慢，有单骨型和多骨型之分。

三、颞骨良性肿瘤

（一）颞骨纤维瘤

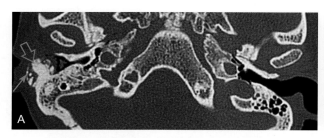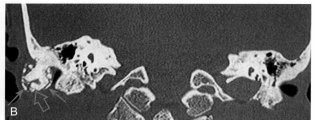

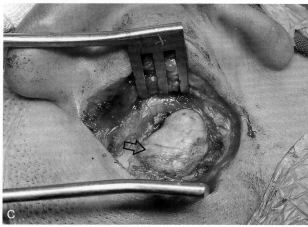

图 3-4-7

右侧外耳道骨化纤维瘤的 CT 表现和术中所见

患者女性，36 岁。A 和 B. 分别为水平位和冠状位 CT，右侧外耳道后上壁处见混杂高密度不规则肿块（⇧），内有软组织影，边缘有不完整的骨性包壳（↑）；C. 术中见外耳道后上壁见表面光滑新生物（⇧），边界清楚

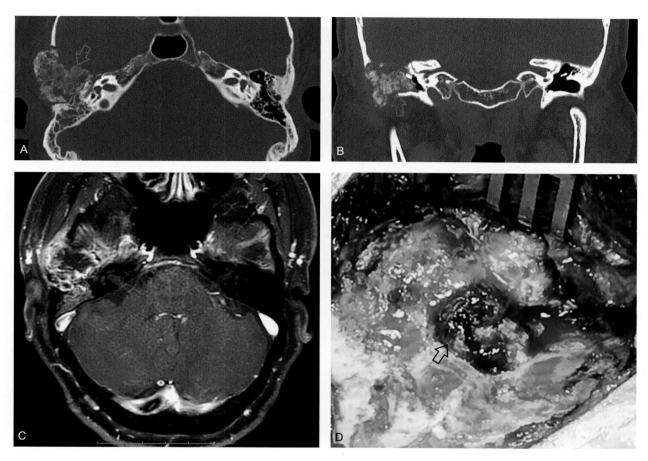

图 3-4-8
右颞骨软骨黏液性纤维瘤的影像学表现和术中所见

患者男性，52 岁。A 和 B. 分别为水平位和冠状位 CT，颞骨鳞部骨质膨胀性改变、破坏，被细颗粒状、密度稍高、分布不均的团片云雾状软组织影（↑）取代，边缘无硬化，边界清楚，呈刀割样，周围软组织肿胀，颅中窝骨质不完整，外耳道内软组织影，乳突呈阻塞性改变，面神经管鼓室段完整，听小骨受累；C. 水平位 MRI 示右侧颞骨鳞部见巨大、不规则软组织影，增强后肿物边缘不均匀强化，边界尚清（↑），向前累及颧突，向后累及乳突，向内累及鼓室，邻近脑膜处增强；D. 术中见肿物呈球茎状，内部呈黄白相间的沙砾状，无明显血供（↑），边界尚清楚

软骨黏液性纤维瘤是一种良性肿瘤，常见于长骨的干垢端，发生于头颈部少见（发生于颞骨者罕见）。

（二）颞骨骨巨细胞瘤

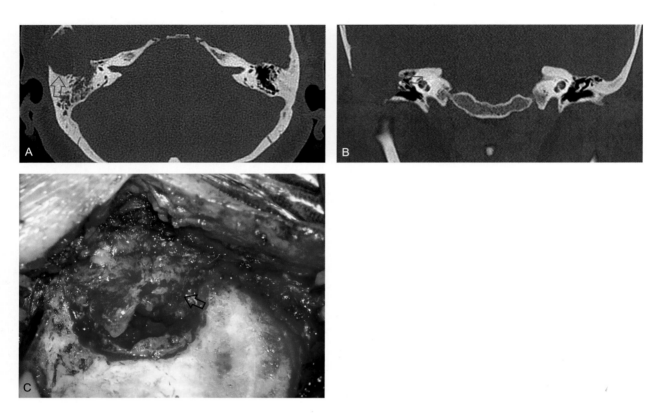

图 3-4-9
右侧颞骨骨巨细胞瘤的 CT 表现和术中所见

患者女性，39 岁。A 和 B. 分别为水平位和冠状位 CT，可见右侧颞骨鳞部均匀一致的溶骨性骨质破坏（⇧），边缘整齐，颅中窝、外耳道上下壁骨质受累，乳突呈阻塞性改变；C. 术中见肿瘤突破骨皮质，颞肌下形成软组织肿块，骨质破坏呈锯齿状，未见新骨形成，灰红色（⇧），质脆，无包膜，血供中等

骨巨细胞瘤为常见的原发性骨肿瘤之一，具有较强的侵袭性，对骨质的溶蚀破坏作用大，可穿过骨质形成软组织包块，少数可出现局部恶变，因此是一种低度恶性或潜在的恶性肿瘤，好发年龄为 20~40 岁。CT 扫描表现为溶骨性、膨胀性骨破坏，边界清楚。

（三）颞骨骨瘤

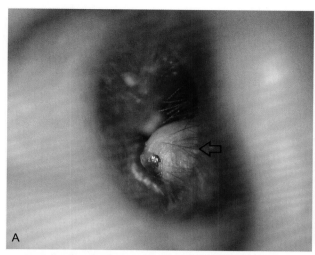
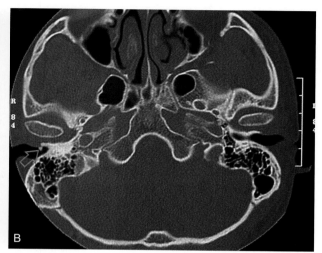
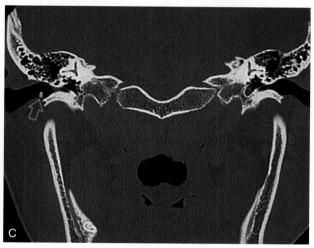

图 3-4-10
右侧外耳道外生骨瘤的外观和 CT 表现

患者男性，26 岁。A. 术前见右外耳道前下壁孤立的新生物（⇧）；B 和 C. 分别为水平位和冠状位
CT，可见外耳道前下壁细蒂外生骨组织（⇧）

　　外耳道骨瘤是外耳道内最常见的良性肿瘤之一，常见于青中年。可单发或多发，多发者可能
与冷水刺激有关。

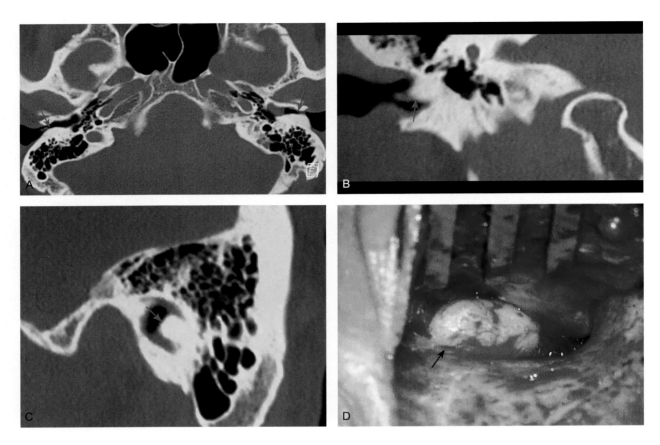

图 3-4-11
双侧外耳道骨瘤的 CT 表现和术中所见

患者男性，61 岁。A 和 B. 分别为水平位和冠状位 CT，可见双侧外耳道后壁骨性隆起（↑）；C. 矢状位 CT 示左侧外耳道后下壁有蒂骨性隆起（↑）；D. 术中见左外耳道表面光滑、边界清楚的有蒂质硬肿物（↑）

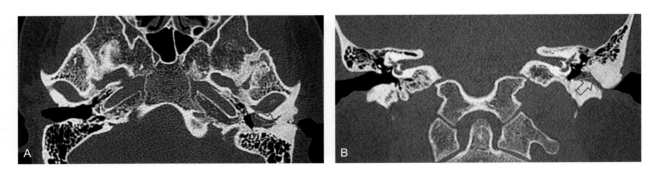

图 3-4-12
左侧外耳道骨瘤的 CT 表现和术中所见

患者男性，27 岁。A 和 B. 分别为水平位和冠状位 CT，可见左侧外耳道狭窄，有与骨质密度完全一致的或近似的半圆形阴影（⇧）；

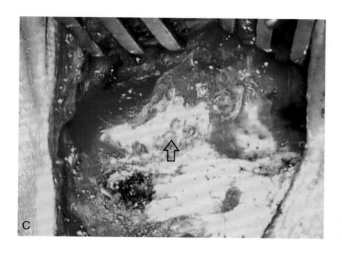

图 3-4-12（续）

C. 术中见外耳道口被广基、表面欠光滑质硬肿物（⇧）堵塞

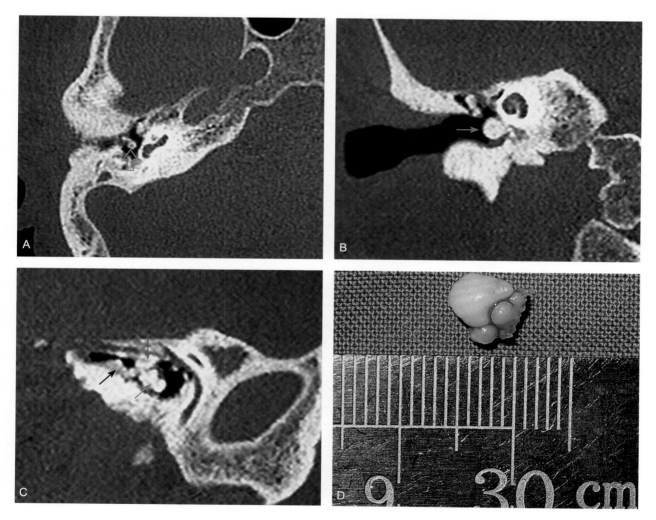

图 3-4-13

右侧中耳多发性骨瘤的 CT 表现和大体观

患者男性，52 岁。A. 水平位 CT 示锤骨柄处高密度影（⇧）；B. 冠状位 CT 示鼓岬下部高密度影
（↑）；C. 矢状位 CT 示鼓膜张肌半管（↑）、咽鼓管（↑）、鼓岬处（↑）高密度影；D. 术中凿除的鼓
岬处骨瘤，可见其底部见多个小骨瘤

中耳多发性骨瘤极为罕见，影像学上应与鼓室硬化症的片状或点状钙化相区别。

（四）外耳道乳头状瘤

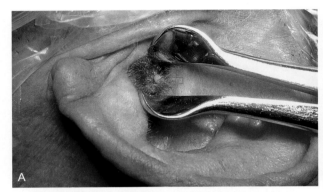

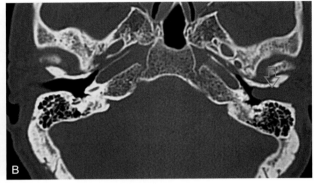

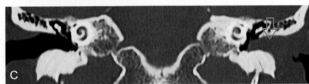

图 3-4-14
左外耳道乳头状瘤的外观和 CT 表现

患者男性，63 岁。A. 检查见外耳道乳头状新生物（⇧）；B. 水平位 CT 示左外耳道软组织影（⇧），无明显骨质破坏；C. 冠状位 CT 示左外耳道软组织影（⇧），无明显骨质破坏

外耳道乳头状瘤是发生于外耳道皮肤的良性肿瘤，是最常见的耳部良性肿瘤。

（五）耵聍腺瘤

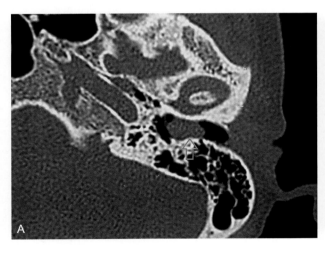

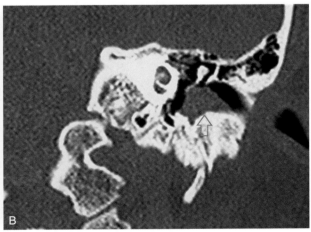

图 3-4-15
左侧外耳道耵聍腺瘤的 CT 表现

患者女性，47 岁。A 和 B. 分别为水平位和冠状位 CT，可见左侧外耳道中内段软组织影（⇧）

耵聍腺瘤是外耳道耵聍腺增生所致的良性肿瘤，术后易复发，有恶变倾向。恶性者称为耵聍腺癌和 / 或腺样囊性癌。

（六）颞骨副神经节瘤

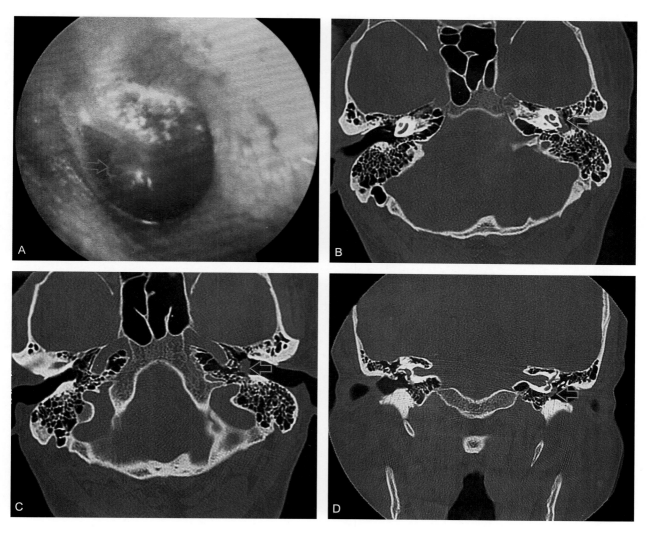

图 3-4-16
左侧鼓室球体瘤的耳内镜和 CT 表现

患者男性，35 岁。A. 耳内镜下透过鼓膜可见鼓室内红色新生物（⇧）；B 和 C. 为水平位 CT，D. 为冠状位 CT，示中下鼓室内边界清楚、位于耳蜗表面的新生软组织影（⇧）

鼓室球体瘤、颈静脉球瘤均属于非嗜铬性副神经节瘤或化学感受器瘤，为富含血管的肿瘤，来自颈静脉球顶部外膜的颈静脉球体。

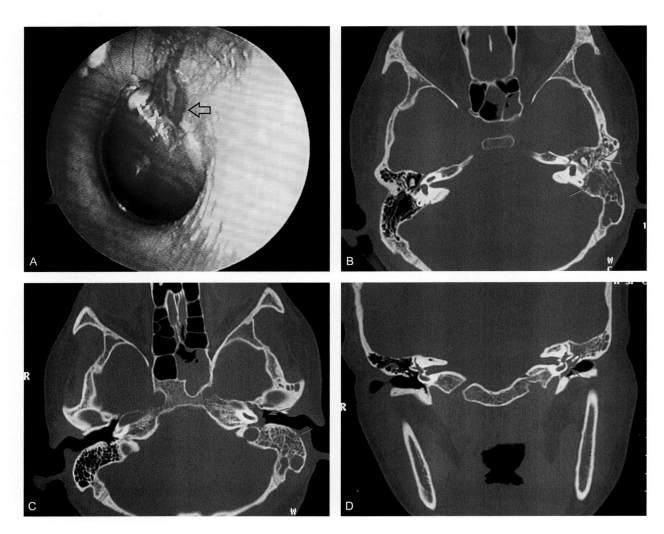

图 3-4-17
左侧鼓室球体瘤的耳内镜和 CT 表现

患者女性，31 岁。A. 耳内镜下见鼓膜松弛部可见扩张的血管纹（⇧），鼓膜呈鲜红色；B 和 C. 为水平位 CT，D. 为冠状位 CT，可见左侧中耳乳突内见软组织阴影（↑），听小骨被包绕（△），但无明显破坏，乳突气房为阻塞性改变

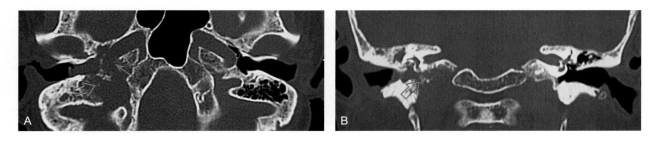

图 3-4-18
右侧颈静脉球瘤的影像学表现

患者女性，62 岁。A 和 B. 分别为水平位和冠状位颞骨 CT，示右颈静脉孔区（⇧）、颈动脉管后壁（↑）骨质破坏，软组织占位，侵及外耳道；

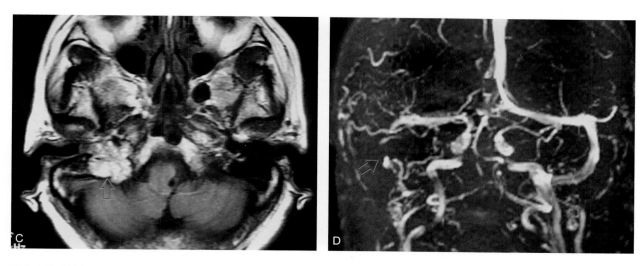

图 3-4-18（续）

C. 增强 MRI 的 T_1WI 示右颈静脉孔区、中耳及外耳道强化的肿块（⇧）；D. MRV 示同侧乙状窦未显影（⇧）

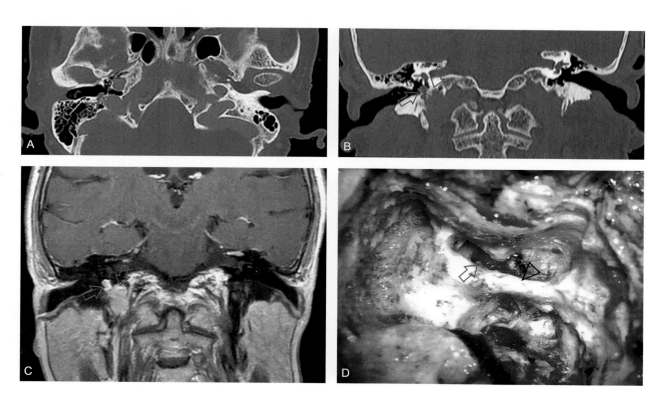

图 3-4-19

右侧颈静脉球瘤的影像学表现和术中所见

患者女性，28 岁，右耳搏动性耳鸣 7 年。A 和 B. 分别为水平位和冠状位 CT，可见颈静脉球前外上壁骨气缺失，软组织影突向后下鼓室（⇧）；C. MRI 见颈静脉球上方有边界清楚高信号影（⇧）；D. 术中见后下鼓室鲜红色新生物（⇧），外耳道后壁（△）

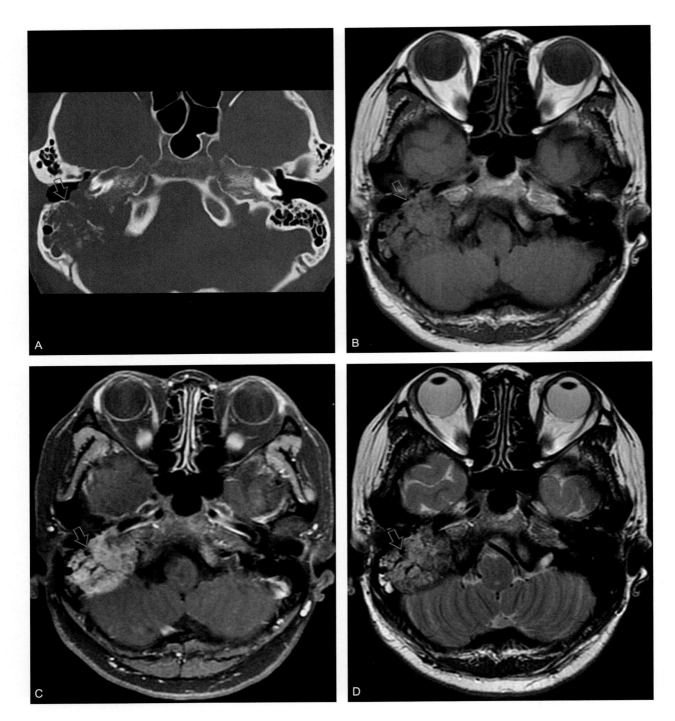

图 3-4-20
右侧颈静脉球瘤的影像学表现

患者女性，32 岁。A. 水平位 CT 示右侧颈静脉孔区虫咬状骨质破坏（⇧），广泛侵犯性周围结构；B. MRI 的 T₁WI 示肿块（⇧）呈不均匀等信号，内可见流空信号影；C. 增强 MRI 的 T₁WI 示肿块（⇧）中心呈不均、显著强化，内可见流空信号影（"胡椒盐"征）；D. MRI 的 T₂WI 示中心呈不均、中等强化（⇧），内可见流空信号影

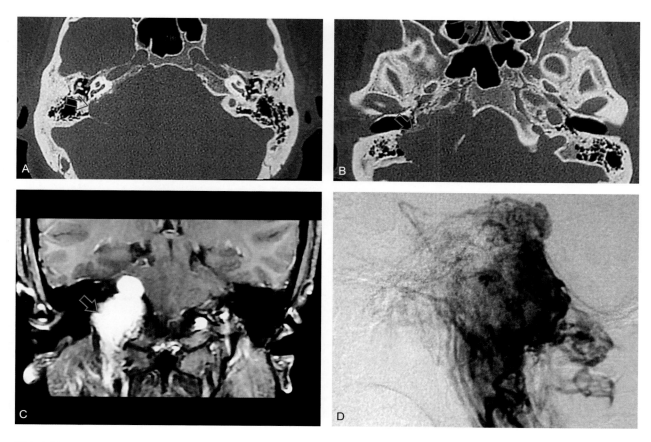

图 3-4-21
右侧颈静脉球瘤的影像学表现

患者女性，34 岁。A 和 B 水平位 CT 示右侧颈静脉孔区骨质破坏（⇧），后内有少许骨质残留；C. 增强冠状位 MRI 的 T_1WI 示右侧颅底肿物呈高信号影（⇧），上至脑干，下至咽旁间隙；D. DSA 示肿物血供丰富

（七）颞骨血管瘤

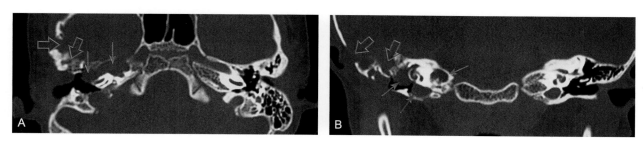

图 3-4-22
右侧脑膜脑膨出伴幼儿型毛细血管瘤的影像学表现

患者男性，7 岁。A 和 B. 分别为水平位和冠状位 CT，可见右侧颞骨骨质缺损、破坏（⇧），软组织侵及耳蜗、岩尖（↑），颈内动脉（↑）

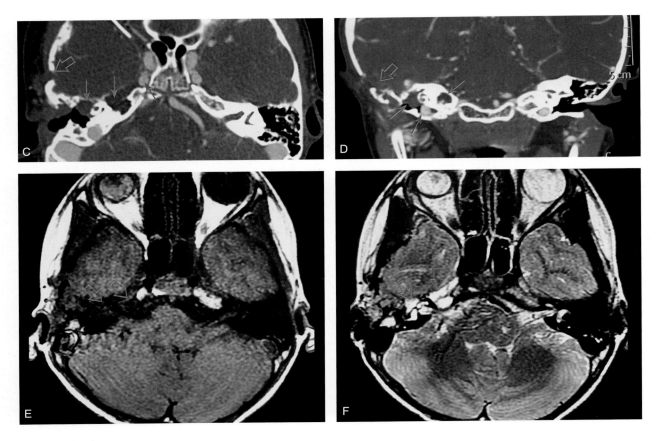

图 3-4-22（续）

C 和 D. 分别为水平位和冠状位 CTA，可见右侧颞骨破坏（⇧），软组织（↑）侵及耳蜗岩尖，软组织显影不明显，颈内动脉（↑）；E 和 F. 分别为 MRI 的 T_1WI 和 T_2WI，可见脑内容物疝出，其中 T_1WI 呈低信号（⇧），T_2WI 呈高信号（⇧）

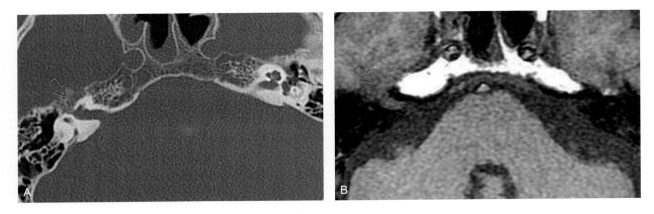

图 3-4-23
右侧颞骨内面神经血管瘤的影像学表现

患者男性，59 岁。A. 水平位 CT 示右侧面神经膝神经节处（⇧）骨质破坏，呈蜂窝状，迷路段增宽；B. MRI 的 T_1WI 肿物呈不均匀低信号（⇧）

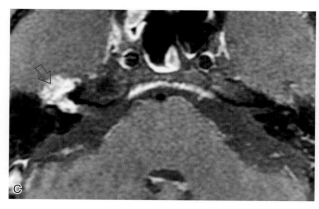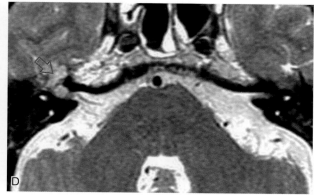

图 3-4-23（续）

C. 增强 MRI 的 T_1WI 肿物示（⇧）不均匀、显著强化；D. MRI 的 T_2WI 提示右侧面神经管前膝部及迷路段可见肿块（⇧）呈不均匀中等信号

（八）颞骨内面神经瘤

面神经瘤以面神经鞘瘤为多见，神经纤维瘤少见，面神经各段都可发生，但多发于膝神经节或面神经垂直段。其典型表现是缓慢进行性面神经麻痹，也可表现为突然发作的面神经麻痹、反复发作的间歇性面神经麻痹和半面痉挛。发生于内耳道的面神经鞘瘤与听神经瘤鉴别点在于：面神经鞘瘤内耳道前上壁骨质破坏，表现为内耳道和面神经迷路段沟通的颅中窝肿块，而听神经瘤表现为内耳道和脑桥小脑三角区肿物、不累及面神经迷路段。

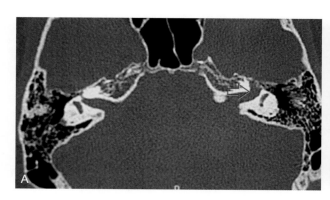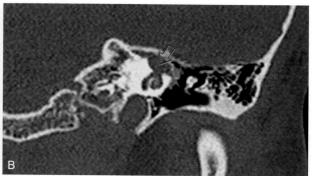

图 3-4-24
左侧面神经鞘膜瘤（迷路段、膝神经节）的 CT 表现

患者男性，26 岁，左耳全聋。A 和 B. 分别为水平位和冠状位 CT，可见左侧颞骨内面神经迷路段、膝神经节（⇧）膨大，侵及耳蜗

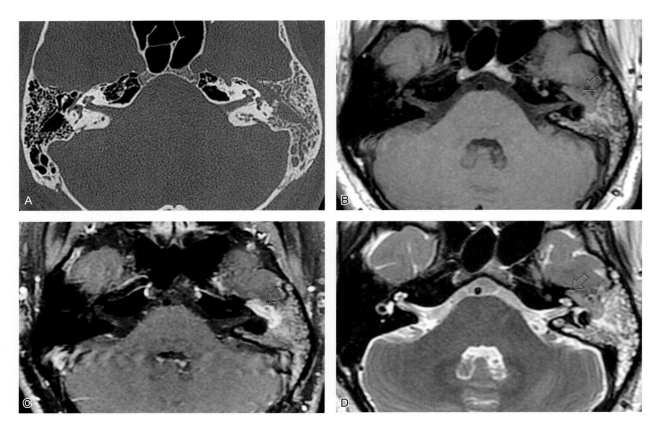

图 3-4-25
右侧面神经鞘膜瘤（鼓室段）的影像学表现

患者男性，25 岁。A. 水平位 CT 示左侧面神经管鼓室段（⇧）增宽，中耳乳突充满软组织影；B. MRI 的 T_1WI 左侧面神经管鼓室段可见梭形肿块（⇧），呈均匀等信号，中耳乳突软组织影呈等高信号；C. 增强 MRI 的 T_1WI 示肿块（⇧）均匀、显著强化，中耳乳突软组织影不强化，为炎性改变；D. MRI 的 T_2WI 示左侧面神经呈均匀等信号（⇧），中耳乳突软组织影呈等高信号

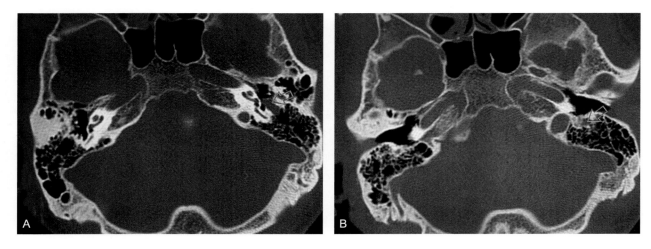

图 3-4-26
左侧面神经鞘膜瘤（面神经第二膝）的影像学表现

患者男性，46 岁。A. 水平位 CT 示肿瘤（⇧）主要位于面神经第二膝；B. 水平位 CT 示面神经垂直段（⇧）亦增粗

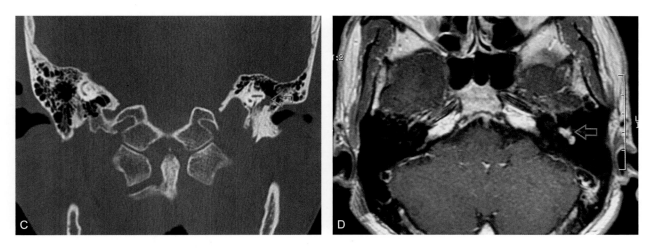

图 3-4-26（续）

C. 冠状位 CT 示肿瘤（⇧）主要位于面神经第二膝；D. 增强水平位 MRI 的 T₁WI 示面神经第二膝处面神经高信号（⇧）

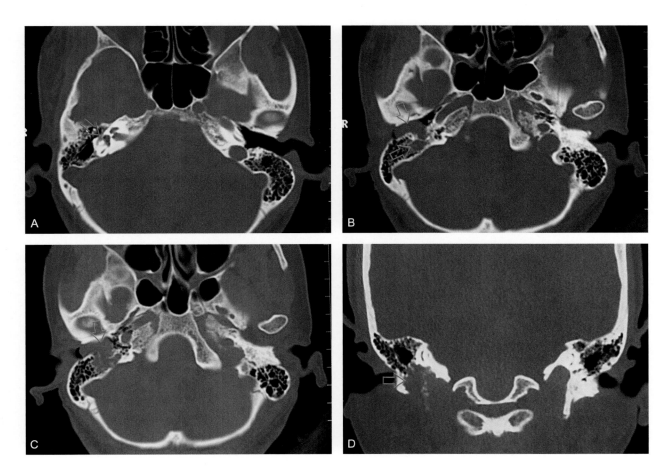

图 3-4-27
右侧面神经鞘膜瘤（乳突段）的 CT 表现

患者女性，43 岁。A. 水平位 CT 示面神经水平段未见明显异常（⇧）；B 和 C. 水平位 CT 可见肿瘤组织（⇧）位于面神经垂直段，并已侵及外耳道后壁，突入到外耳道内；D. 冠状位 CT 示面神经垂直段被肿瘤组织（⇧）包绕

四、颞骨恶性肿瘤

耳部恶性肿瘤可发生于耳郭、外耳道、中耳及内耳。以原发性癌肿而论，绝大多数发生于耳郭，其次位于外耳道，再次在中耳，内耳肿瘤罕见。中耳癌患者，多有慢性中耳炎病史。耳部癌肿鳞状上皮细胞癌最多见，其次为基底细胞癌，再次为腺癌，肉瘤和黑色素瘤少见。转移癌极少见，偶来自乳腺、甲状腺和前列腺。邻近部位的癌变，如鼻咽癌有时可经咽鼓管侵入中耳，腮腺癌侵及外耳道，斜坡、垂体的肿瘤也可波及颞骨岩部等。凡耳部出现溃疡、易出血的"肉芽组织"，以及经抗炎治疗不能控制的"炎性"疼痛，都应疑为恶性肿瘤可能。颞骨恶性肿瘤，易出现面神经及后组脑神经等受累症状、全聋等，且不易早期确诊，CT 以及 MRI 检查实属必要。

（一）颞骨肌纤维母细胞瘤

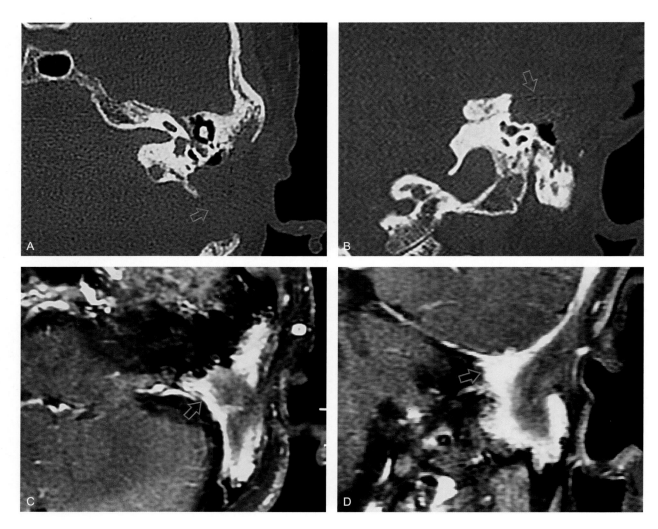

图 3-4-28
左侧颞骨肌纤维母细胞瘤的影像学表现

患者女性，54 岁。A 和 B. 分别为水平位和冠状位 CT，可见颞骨鳞部、岩部、乳突部软组织占位，大片骨质破坏消失（⇧）；C 和 D. 分别为水平位和冠状位增强 MRI 的 T_1WI，可见颞骨鳞部、岩部、乳突部可见不规则软组织占位，边界较清楚，病变边缘明显均匀强化（⇧），病变中心部分未见强化。组织病理学检查提示为肌纤维母细胞肿瘤（低度恶性）

（二）颞骨腺样囊性癌

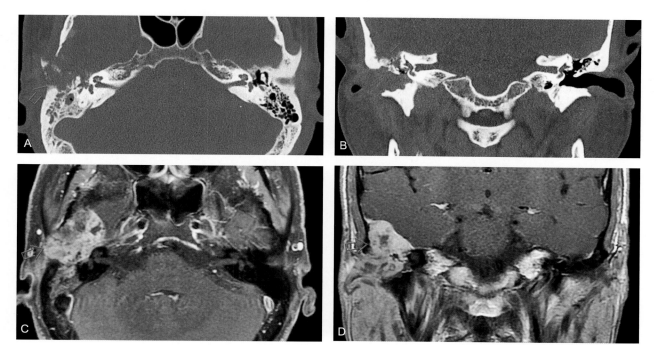

图 3-4-29
左侧腺样囊性癌的影像学表现

患者男性，45 岁。A 和 B. 分别为水平位和冠状位 CT，可见右侧颞骨鳞部、部分鼓部骨质（⇧）吸收、破坏，可见残存骨质；C 和 D. 分别为水平位和冠状位增强 MRI 的 T₁WI，可见肿物（⇧）呈混杂高信号，边界清楚，侵及同侧颞叶、外耳和中耳腔，乳突呈阻塞性改变

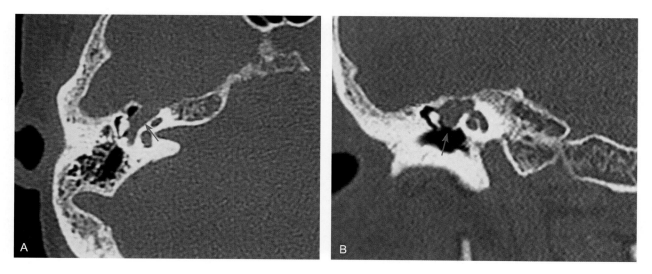

图 3-4-30
右侧面神经腺样囊性癌的 CT 表现

患者女性，66 岁。A. 水平位 CT；B 和 C. 冠状位 CT；D. 矢状位 CT。可见颞骨内面神经管增宽（↑）

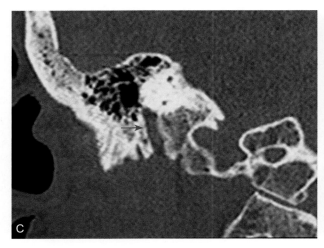
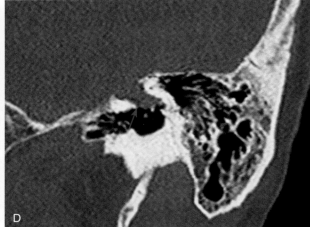

图 3-4-30（续）

腺样囊性癌具有嗜神经性，可沿面神经走行生长。

（三）颞骨鳞状上皮细胞癌

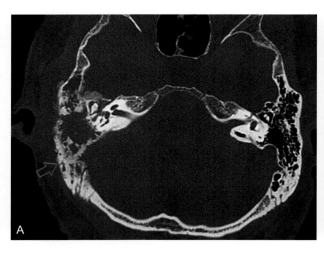
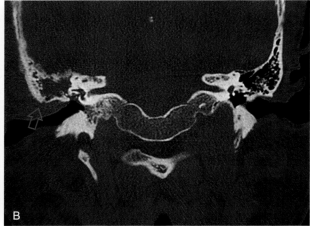

图 3-4-31
右侧颞骨鳞状上皮细胞癌的 CT 表现

患者男性，40 岁。A. 水平位 CT；B. 冠状位 CT。可见右侧颞骨侵蚀性病变（⇧），病变与周围软组织分界欠清楚，颞骨外侧、外耳道上壁软组织肿胀（⇧）

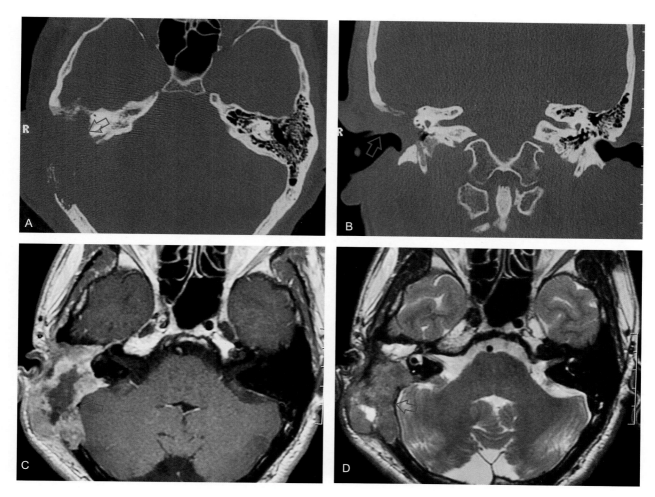

图 3-4-32
左侧颞骨高分化鳞状上皮细胞癌的影像学表现

患者男性，43 岁。A 和 B. 分别为水平位和冠状位 CT，可见右侧中耳、乳突骨质破坏（⇧），累及面神经管鼓室段及中颅底，乳突骨质硬化提示慢性中耳炎表现；C. 水平位增强 MRI 的 T_1WI 示右侧鼓室乳突不规则形肿块（⇧），外周中度强化，内部等信号（液化），侵犯邻近面神经及颞部脑膜和脑组织；D. 水平位 MRI 的 T_2WI 右侧鼓室乳突不规则形肿块（⇧），周边呈不均等信号，内部部分区域强化

（四）颞骨肉瘤

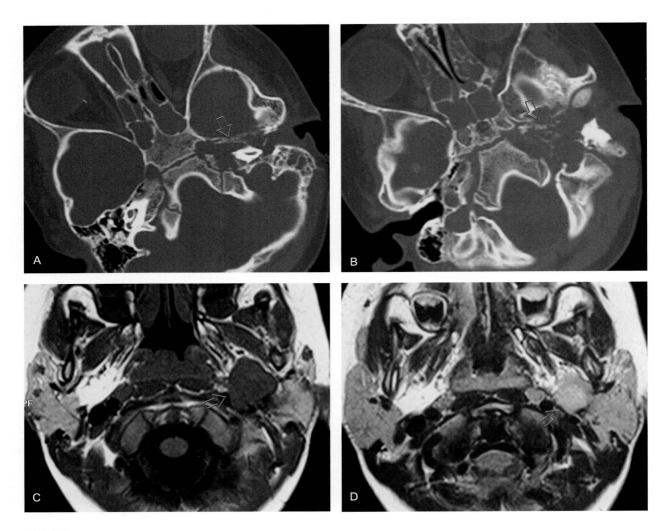

图 3-4-33
左颞骨横纹肌肉瘤的 CT 表现

患者女性，3 岁。A 和 B. 水平位 CT 示左侧颞骨岩尖和岩部、颈动脉管升部和水平部、咽鼓管周围见软组织影、骨质破坏（⇧）；C. MRI 的 T_1WI 呈等信号（⇧）；D. MRI 的 T_2WI 呈稍高信号（⇧），向下蔓延至颈部

（五）颞骨黑色素瘤

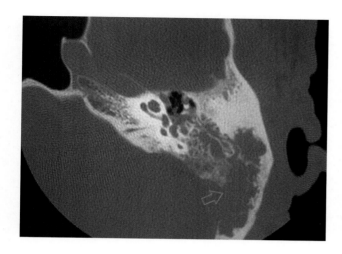

图 3-4-34
左颞骨黑色素瘤的水平位 CT 表现

患者男性，67 岁。可见中耳乳突骨小梁部分吸收，乙状窦前外侧壁（⇧）破坏

（六）颞骨软骨源性恶性肿瘤

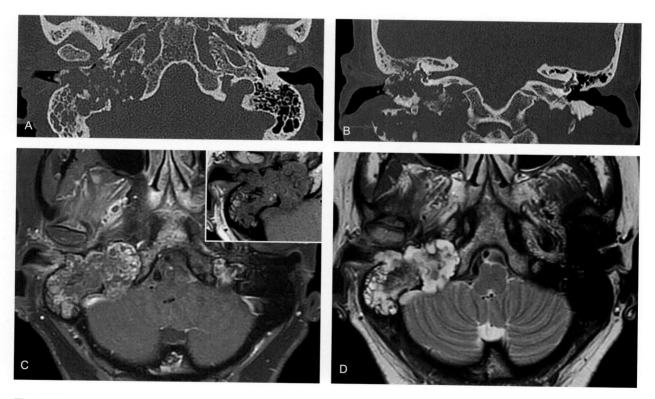

图 3-4-35
右耳颞骨软骨源性肿瘤的影像学表现

患者女性，47 岁，右侧面瘫 10 年。A 和 B. 分别为水平位和冠状位 CT，可见以颈静脉孔为中心的占位性病变（↑），混杂密度、伴钙化及骨质破坏，凸入外中耳及颈部，累及面神经乳突段、颈内动脉及颈静脉孔；C. 增强 MRI 的 T₁WI 可见肿物呈混杂高信号，内部流空影，小图（T₁）肿物呈混杂等信号；D. MRI 的 T₂WI 可见肿物呈混杂强信号，内部流空影。综上考虑软骨肉瘤可能性大

（七）内淋巴囊肿瘤

内淋巴囊肿瘤是一种起源于颞骨内淋巴囊的低度恶性上皮瘤，又称淋巴囊低度恶性腺癌、内淋巴囊腺样囊性癌、内淋巴囊乳头状腺癌、乳头状内淋巴囊瘤，少见，进展缓慢，可双侧患病。患者可有眩晕、耳鸣、短期内听力下降甚至全聋等表现。

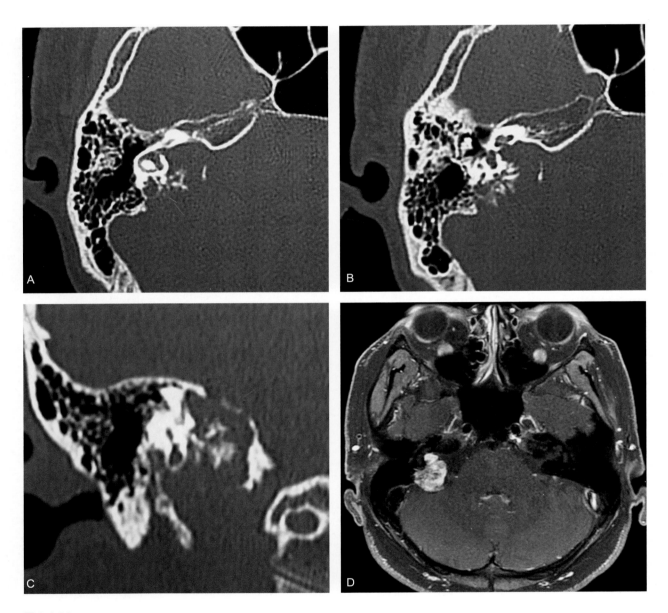

图 3-4-36
右侧内淋巴囊肿瘤的影像学表现

患者男性，26 岁。A 和 B. 为水平位 CT，C. 为冠状位 CT。可见右侧内淋巴囊走行区骨质破坏（↑），中心呈蜂窝状、溶蚀性骨质破坏，内有点片状或针状高密度骨质，外周有不完整骨壳；D. 增强 MRI 的 T₁WI 示肿块（↑）中心呈不均、显著强化（提示富含血管肿瘤内有钙化、囊性变、亚急性出血坏死区），内可见流空信号影

本病需要与下列疾病鉴别：

1. 内淋巴囊炎性假瘤　其发病率仅为其肿瘤的 1%，临床表现及影像学与肿瘤相似（听力下降、眩晕），依靠病理学检查鉴别。

2. 神经鞘瘤　该区的神经鞘瘤（CT）表现为邻近的受压骨质不完整，边缘锐利，无骨髓腔受累。

3. 颈静脉球瘤　颈静脉球瘤起自颈静脉球，主要表现为神经麻痹、搏动性耳鸣、听力下降，CT 可见虫蚀样、溶骨性破坏，可累及鼓室、外耳道、内耳道、颈动脉管等，并可沿颈静脉走行贯穿颅内外，MRI 可有"胡椒盐"征。

第五节　脑桥小脑三角区疾病

脑桥小脑三角区是由居内侧的脑干，后方的中小脑角和小脑，前方的颞骨岩部，下方的第Ⅸ、Ⅹ、Ⅺ脑神经及上方的小脑天幕所围成。该区内除有第Ⅴ、Ⅶ和Ⅷ脑神经外，尚有小脑前下动脉、内听动脉等，该区内的神经、血管、骨、软骨和胚胎性残余组织均有可能发生病变，也可有远处转移的肿瘤。

听神经瘤和脑膜瘤是脑桥小脑三角区最常见的肿瘤，此外尚有神经胶质瘤、室管膜瘤、基底动脉曲张性动脉瘤，以及转移性癌等。

因该区肿瘤起源不同，各有其临床表现。以听神经瘤为例，依据其发展程度可出现：单侧感音神经性听力下降、逐渐加重的高音调耳鸣、头晕或眩晕、面部麻木（第Ⅴ脑神经受累）、面部无力及面瘫（第Ⅶ脑神经受累）、步态不稳及走路偏斜（小脑功能受累）、吞咽及发音困难（第Ⅸ、第Ⅹ脑神经受累）以及后期的头痛、视乳头水肿（颅内高压）等症状（王正敏，1994）。

一、听神经瘤

听神经瘤，旧称听神经鞘膜瘤，大多来自前庭神经，且 70%~80% 左右原发于内耳道内，占颅内肿瘤的 8%~10%，占脑桥小脑三角区肿瘤的 80%~90%，多见于成人，女性稍多见。肿瘤多为单侧孤立性发生（95%），无家族史和遗传性；双侧者（神经纤维瘤病）少见（5%），为常染色体显性遗传性疾病，表现为双侧听神经瘤，发病年龄相对年轻。

内耳道的后壁相对较薄，内耳道内的良性肿瘤（如听神经瘤）更易引起内耳门受压的后壁变钝，其锐角消失，致使内耳道呈锥形扩大，因此在观察内耳道的变化时颞骨 CT 水平位扫描更具优势。

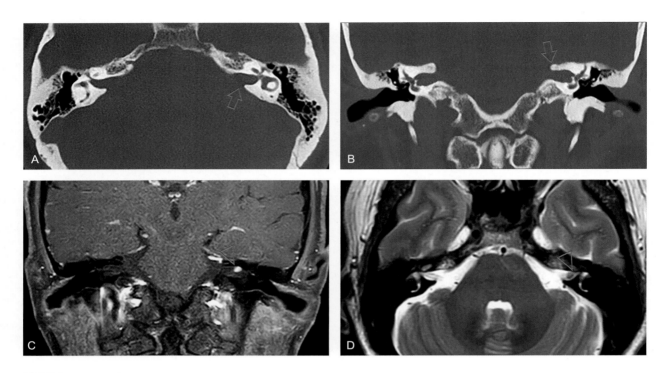

图 3-5-1
左侧微小听神经瘤（管内型）的影像学表现

患者女性，53 岁。A 和 B. 分别为水平位和冠状位 CT，可见双侧内耳道骨质、管腔未见明显异常
（⇧）；C. 冠状位增强 MRI 的 T$_1$WI 见近内耳道底处异常高信号影（△）；D. 水平位 MRI 的 T$_2$WI 见
左侧内耳道底处等信号或略低信号影（△）边界清楚

　　当听神经瘤直径小于内耳道管径时，骨窗 CT 扫描难以发现位于其管内的微小听神经瘤，
MRI 的优势在于能够发现骨壁尚未发生改变时的骨管内小肿瘤。因此对长期单侧耳鸣、进行性感
音神经性听力下降或和伴眩晕的患者，应常规行颞骨 MRI 检查。

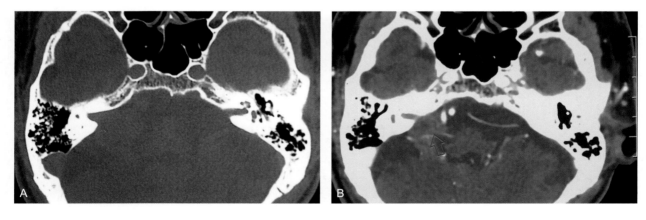

图 3-5-2
右侧听神经瘤的 CT 表现

患者男性，75 岁。A. 水平位 CT 示右侧内耳道锥形扩大（↑）；B. 水平位颅脑 CT 增强软组织窗见
脑桥小脑三角区软组织肿块（⇧）

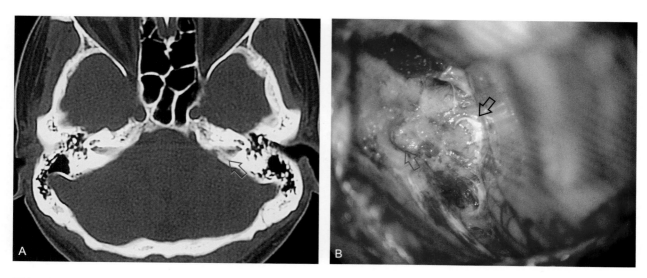

图 3-5-3
左侧听神经瘤的 CT 表现和术中所见

患者女性，48 岁。A. 水平位 CT 示左侧内耳道呈锥形扩大（⇧）；B. 经颅中窝进路磨除部分内耳道顶壁骨质后，见内耳道扩大（⇧），脑桥小脑三角区见新生物（⇧）

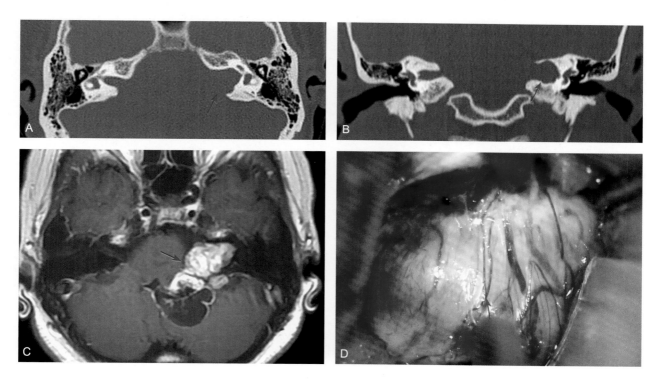

图 3-5-4
左侧巨大听神经瘤的影像学表现和术中所见

患者女性，25 岁。A 和 B. 分别为水平位和冠状位 CT，可见左侧内耳道成锥形扩大（↑）；C. 增强 MRI 的 T₁WI 见左侧脑桥小脑三角区混杂高信号（↑）及流空信号，提示肿瘤已明显压迫脑干和小脑；D. 术中见肿物（↑）边界清楚，血供丰富

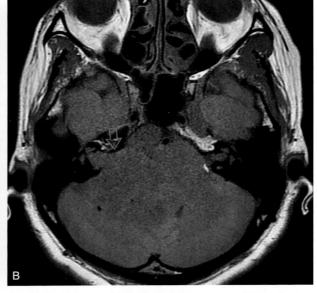

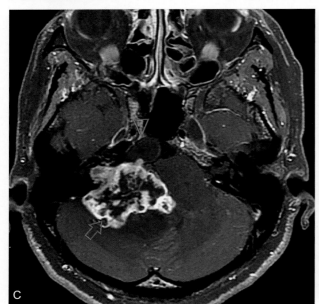
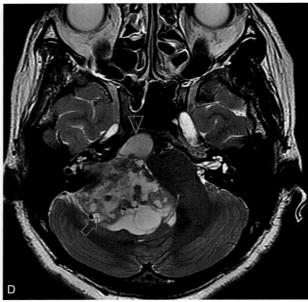

图 3-5-5
右侧巨大型听神经瘤的影像学表现

患者女性，29 岁。A. 水平位 CT 示右侧内耳道呈锥形扩大（⇧）；B. MRI 的 T_1WI 示右侧脑桥小脑三角区、内耳道稍低限号或等信号影（⇧）；C. 增强 MRI 的 T_1WI（抑脂）示右侧脑桥小脑三角区、内耳道不规则强信号（⇧）、中央低信号影（液化）（囊性听神经瘤），肿瘤组织已越过中线致使脑干受压、移位，岩尖可见等信号脂肪组织（△）；D. MRI 的 T_2WI 示右侧脑桥小脑三角区、内耳道中高混杂信号影（⇧），岩尖可见脂肪组织（△）

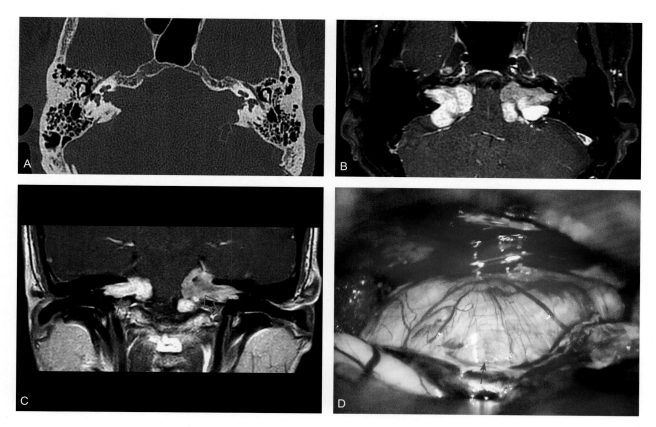

图 3-5-6
听神经纤维瘤病的影像学表现和术中所见

患者男性，33 岁。A. 水平位 CT 示双侧内耳道呈锥形扩大（右↑/左⇧）; B 和 C. 分别为水平位和冠状位增强 MRI 的 T₁WI，可见右耳葫芦状肿物呈高信号（↑），左耳术后观（⇧）; D. 术中见肿物（↑）边界清楚，血供丰富

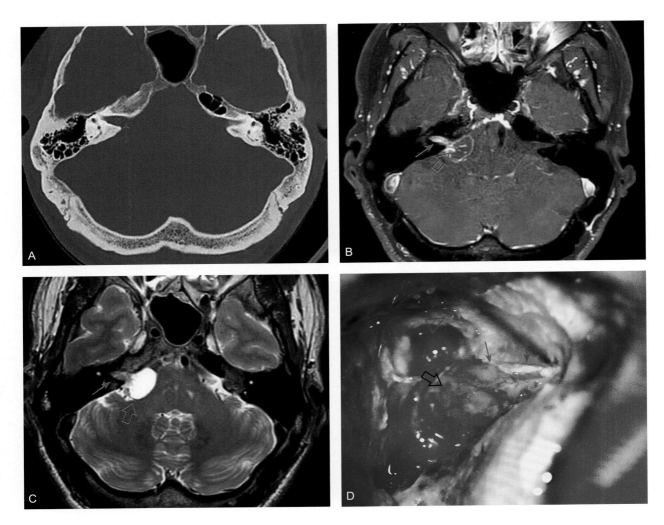

图 3-5-7
右侧听神经瘤的影像学表现和术中所见

患者男性，47 岁，右耳耳鸣、听力逐渐下降 10 年。A. CT 水平位可见右侧内耳道锥形扩大（↑）；
B. 增强 MRI 的 T_1WI 示右内耳道内高信号影（↑）呈葫芦状延至脑桥小脑三角区，瘤体（⇧）中心
等信号（液化），周边高信号；C. MRI 的 T_2WI 示肿瘤内耳道段稍高信号（↑）、瘤体高信号（⇧）；
D. 扩大迷路径路示术中脑桥小脑角区（⇧）及内耳道段（↑）肿瘤，内耳道（↑），岩尖（△）

二、脑膜瘤

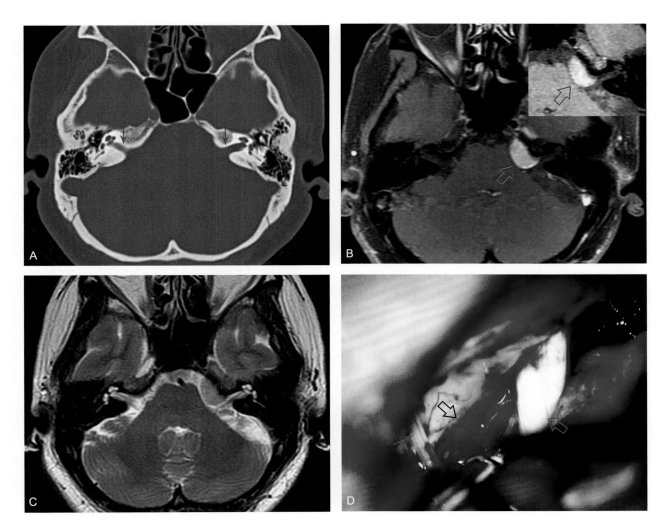

图 3-5-8
左侧脑桥小脑三角区脑膜瘤的影像学表现和术中所见

患者女性，43 岁。A. 颞骨水平位 CT 骨窗可见双侧内耳道骨质未见异常（↑）; B. 增强水平位 MRI 的 T_1WI 示脑桥小脑三角区肿物（⇧）呈高信号影，内耳道低信号，小图中未增强的 T_1WI 示肿物（⇧）呈等信号，内耳道呈低信号; C. 水平位 MRI 的 T_2WI 示肿物（⇧）稍低信号，内耳道呈等信号; D. 术中见肿物（⇧）为灰红色，血供丰富，基底位于面听神经深部（⇧），舌咽神经（↑）

三、胆脂瘤

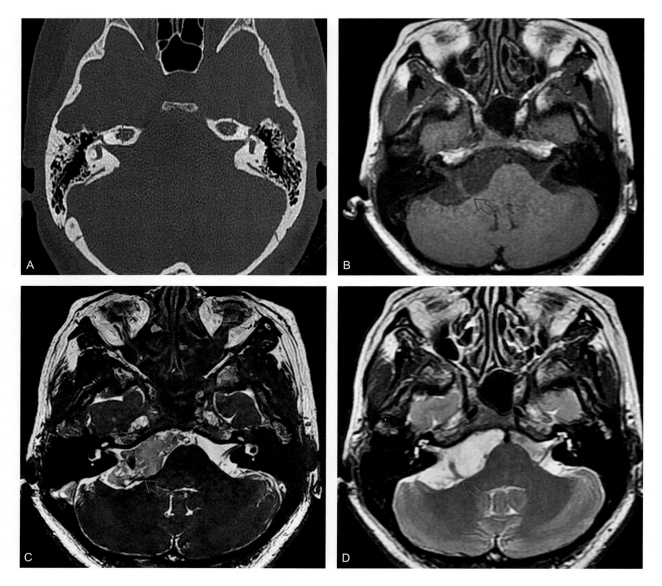

图 3-5-9
右侧脑桥小脑三角胆脂瘤的影像学表现

患者女性，40 岁。A. 颞骨水平位 CT 骨窗示双侧内耳道骨质未见异常（↑）；B. 水平位 MRI 的
T_1WI 见脑桥小脑三角区见低信号影（⇧）；C. 增强 MRI 的 T_1WI 示脑桥小脑三角区见周边高信号，
中央稍低、混杂高信号区（⇧）；D. MRI 的 T_2WI 示脑桥小脑三角区高信号影区（⇧）

胆脂瘤在 T_1WI 为较均质的低信号，T_2WI 示均质的高信号，可与胆固醇肉芽肿（图 3-6-2）
在 T_1、T_2 均为高信号的特点相鉴别。

图 3-5-1、图 3-5-7 及图 3-5-8 提示：当单侧耳部症状不能用骨窗 CT 扫描的结果来解释时，应
进一步进行 MRI、增强颅脑 CT 等检查。

第六节 岩尖疾病

岩尖病变位置深匿，术前病理确诊存在一定困难，不易早期发现。CT 和 MRI 检查为其诊断提供了重要帮助，且有助于术前治疗方案的制订。

最常见的岩尖原发性疾病是胆固醇肉芽肿，其他还有原发性胆脂瘤、动脉瘤、脊索瘤、软骨瘤及骨瘤、转移癌，以及由中耳炎引起的岩尖综合征等。

一、岩尖畸形致脑脊液耳漏

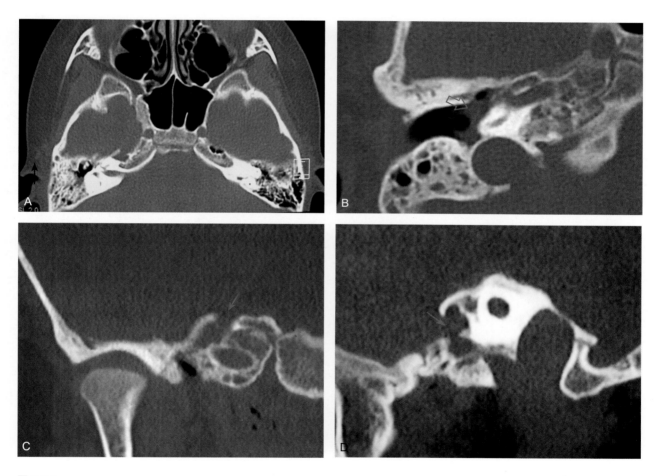

图 3-6-1
右侧岩尖骨质缺失、脑膜脑膨出伴脑脊液耳漏的 CT 表现

患者男性，10 岁，多次脑膜炎病史。A 和 B. 水平位 CT；C. 冠状位 CT；D. 矢状位 CT。可见岩尖骨质（↑）缺失、脑膜脑膨出 - 脑脊液耳漏（⇧）

二、岩尖炎性疾病及胆脂瘤

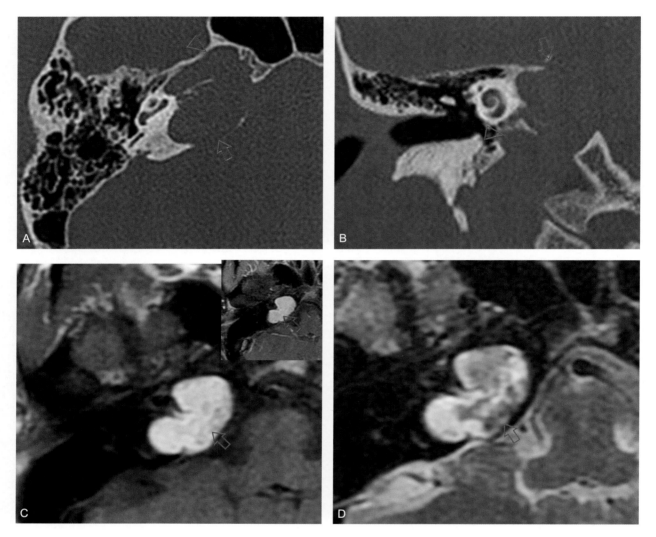

图 3-6-2
右侧岩尖胆固醇肉芽肿的影像学表现

患者女性，40 岁。A 和 B. 分别为水平位和冠状位 CT，可见右耳岩尖处见膨胀性扩张肿物（⇧），
与颈动脉管（△）分界不清；C. MRI 的 T_1WI 显示边界清楚的高信号影（⇧），小图为增强 T_1WI 示
高信号影（⇧）；D. MRI 的 T_2WI 混杂信号影（⇧），大部周边为高信号，中央信号偏低

　　胆固醇肉芽肿可能是异物多核巨细胞对胆固醇结晶刺激的反应，随后出现炎症、小血管增
生、破裂，继而肉芽组织反复出血，在岩尖形成扩张性损伤。MRI 在 T_1WI、T_2WI 的高信号影是
出血、血液分解产物及胆固醇结晶的表现，其中的暗信号可解释为含铁血黄素的沉积。增强 MRI
在 T_1WI 未明显强化（注意与图 3-5-8 中胆脂瘤相鉴别）。因胆固醇肉芽肿没有鳞状上皮，所以与
岩尖胆脂瘤的治疗不同：胆固醇肉芽肿以通畅引流为主，而胆脂瘤需彻底清除。

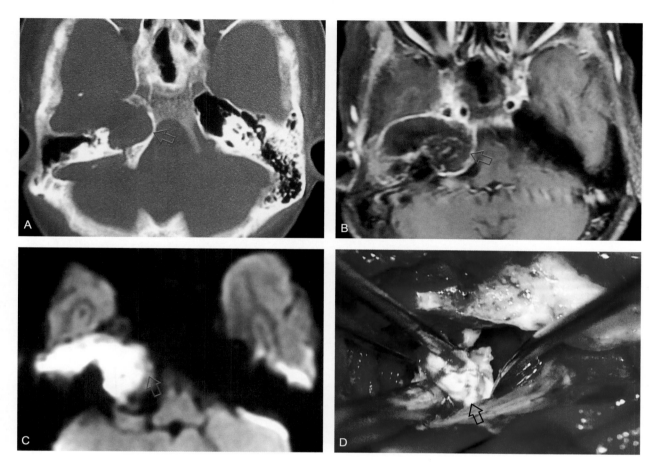

图 3-6-3

右侧耳岩尖胆脂瘤的影像学表现和术中所见

患者女性，52 岁。A. 水平位 CT 示右侧岩尖膨胀性骨质破坏（⇧），岩部前上壁骨质缺失，与颅中窝相通；B. 增强 MRI 的 T_1WI 示周围高信号、中央低信号影（⇧）；C. MRI 的 DWI 可见高信号（⇧）；D. 术中见岩尖胆脂瘤上皮团块（⇧）

　　岩尖胆脂瘤约占所有中耳胆脂瘤的 2%，可能来源于迷走的胚胎上皮巢。CT 扫描不能鉴别岩尖胆固醇肉芽肿与胆脂瘤。

三、岩尖肿瘤

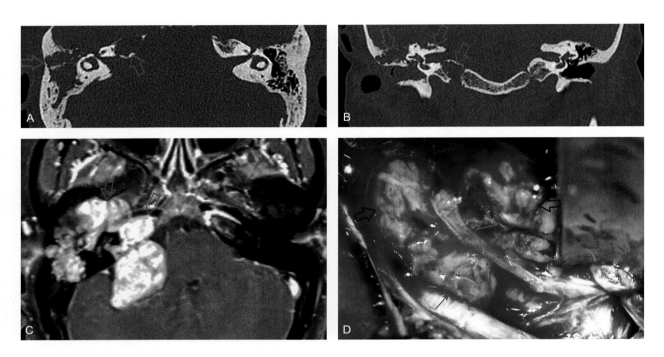

图 3-6-4
右侧岩尖神经鞘瘤的影像学表现和术中所见

患者女性，46 岁。A 和 B. 分别为水平位和冠状位 CT，可见右侧颞骨岩尖（内耳道上、下壁）、鳞部、中耳、乳突骨质不规则破坏（⇧）；C. 增强 MRI 的 T₁WI 示岩尖、颅中窝、脑桥小脑三角区、中耳、乳突混杂高信号影（⇧），肿瘤内见流空信号影；D. 术中见肿物呈分叶状（⇧），有包膜，灰白色，质脆，局部囊性变（↑），三叉神经根（△）被肿瘤包绕

第七节　邻近疾病侵及颞骨及颞骨转移癌

一、邻近疾病侵及颞骨

（一）颞叶脑膜瘤侵及颞骨

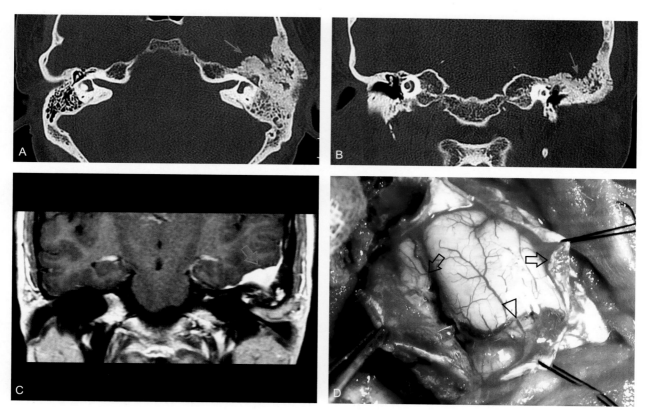

图 3-7-1
左侧扁平脑膜瘤伴颞骨骨质增生、中耳乳突炎的影像学表现和术中所见

患者女性，48 岁。A 和 B. 分别为水平位和冠状位 CT，可见左侧颞骨骨质增生，密度不均，表面粗糙不平，有伸向骨质内的不规则细缝（↑）；C. 增强 MRI 的 T_1WI 示左侧颞部脑膜增厚（⇧），高信号影，压迫脑组织并侵犯颞骨；D. 术中见肿瘤（⇧）位于颅底硬脑膜，于硬膜下腔匍匐状生长，色灰红，血供中等，与颞叶脑组织（△）轻度粘连

（二）垂体瘤侵及颞骨

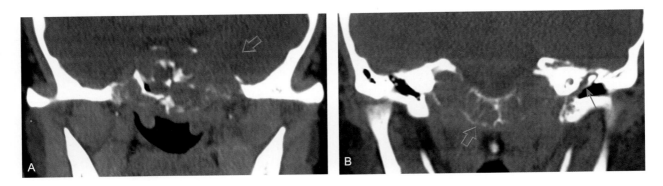

图 3-7-2
垂体瘤合并右侧分泌性中耳炎的 CT 表现

患者女性，61 岁。A 和 B. 分别为水平位和冠状位 CT，可见垂体窝骨质不规则破坏、吸收（⇧），
斜坡骨质（⇧）溶解，累及左咽鼓管致左耳鼓室积液（↑）

（三）斜坡脊索肿瘤侵及颞骨

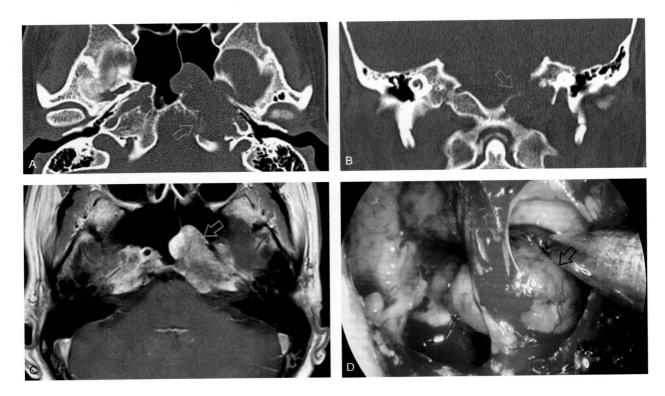

图 3-7-3
左侧斜坡脊索瘤伴岩尖骨质破坏的影像学表现和术中所见

患者女性，47 岁。A 和 B. 分别为水平位和冠状位 CT，可见左侧斜坡、破裂孔骨质破坏、吸收（⇧），
肿物突入同侧蝶窦；C. 增强 MRI 的 T₁WI 见中等信号到高信号影（⇧）突入蝶窦；D. 鼻内镜下开放
蝶窦前壁，见表面光滑、实质、淡红色肿物（⇧）

脊索瘤是一种少见的颅内肿瘤，起自残遗脊索，脊索的结节样残体可遍见于脊柱的各椎体内部，而以斜坡和尾骨区为最常见。

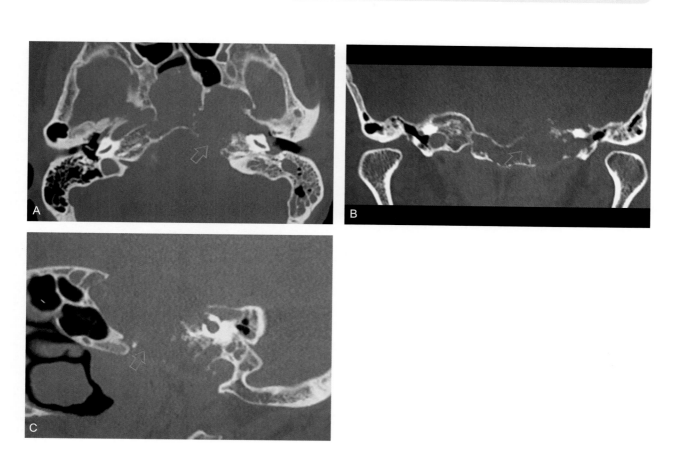

图 3-7-4
左侧斜坡颅中窝占位伴同侧展神经麻痹、中耳乳突炎的 CT 表现

患者女性，64 岁。A. 水平位 CT 示左侧斜坡、颞骨岩尖骨质破坏（⇧），包绕颈内动脉、侵及咽鼓管、双侧蝶窦，致同侧分泌性中耳炎；B 和 C. 冠状位 CT 示斜坡、岩尖骨质破坏（⇧），贯通颅底

（四）鼻咽部畸胎瘤侵及颞骨

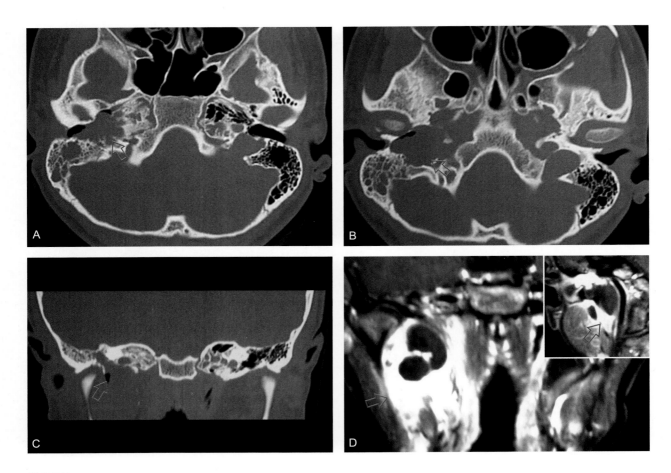

图 3-7-5
右侧咽旁肿物（畸胎瘤）伴中耳炎（下鼓室胆脂瘤）、咽旁脓肿的影像学表现

患者女性，16 岁。A 和 B. 水平位 CT 可见右侧颞骨岩部颅底面、岩尖、颈内动静脉周围皮骨质破坏、吸收，代之以软组织（⇧）；C. 冠状位 CT 示右侧鼻咽部软组织肿胀（⇧），部分含气；D. 增强 MRI 的 T₁WI，右上小图为非增强影像，可见右侧软组织肿胀（⇧），混杂信号影，周围高信号，中央较规则低信号影，有分隔（脓腔形成）。术中证实肿物为外耳道 - 中耳胆脂瘤，有颈深部脓肿腔形成，腔内有毛发

（五）鼻咽癌侵及颞骨

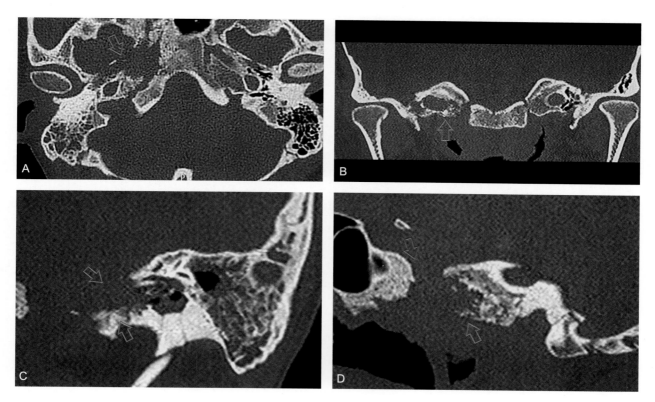

图 3-7-6
右侧鼻咽癌并中耳乳突炎、展神经麻痹的影像学表现

患者女性，28 岁。A. 水平位 CT 示破裂孔扩大，骨质破坏（⇧）；B. 冠状位 CT 示颈动脉管周围骨质破坏（⇧）；C. 矢状位 CT 示咽鼓管周围骨质破坏（⇧）；D. 矢状位 CT 示颞骨岩尖颅外面骨质破坏（⇧），破裂孔扩大（⇧）

（六）鼻咽横纹肌肉瘤侵及颞骨

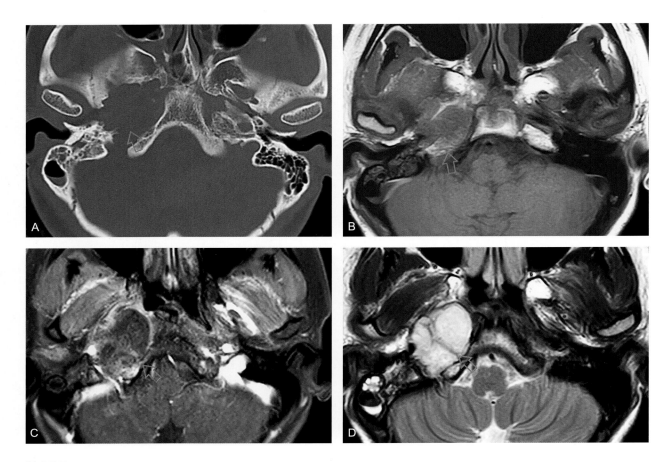

图 3-7-7
右侧鼻咽横纹肌肉瘤侵及岩尖的影像学表现

患者女性，29 岁。A. 水平位 CT 可见右侧颅底破裂孔处骨质破坏（↑），代之以软组织，边缘不整，蝶骨、岩尖骨质受损，岩枕缝加大；B 和 C. 分别为 MRI 的 T_1WI 和 T_2WI，可见右咽旁间隙可见长 T_1、长 T_2 信号影（↑），其内可见线状等 T_1 等 T_2 信号影，边界清；D. 增强 MRI 的 T_1WI 见病变呈轻中度不均匀强化（↑），病变周围组织受压，向外推压、包绕颈内动脉，管腔稍窄

二、颞骨转移癌

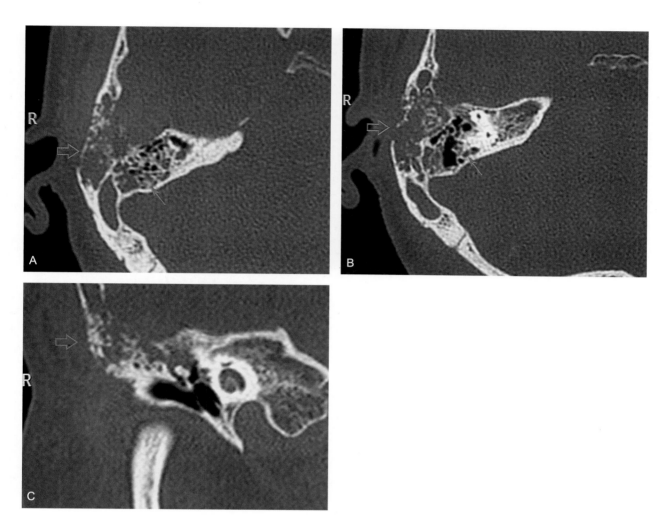

图 3-7-8
乳腺癌合并右侧颞骨骨质破坏的 CT 表现

患者女性，50 岁，有乳腺癌病史。A 和 B. 水平位 CT 可见颞骨鳞部软组织占位、骨质破坏（⇧），岩部阻塞性改变（↑）；C. 冠状位 CT 示颞骨鳞部骨质破坏、反应性骨质增生（⇧）。颞骨 CT 提示颞骨恶性肿瘤待排

第八节　外耳及中耳异物

一、外耳道异物

外耳道异物以棉球、金属（或塑料）制品、植物种子、昆虫、药粉等多见，应及时取出，以防感染。

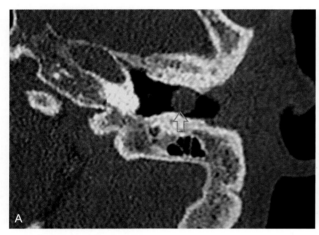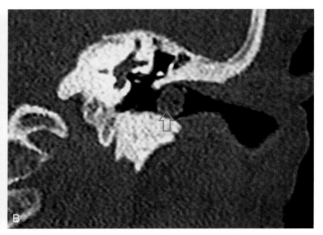

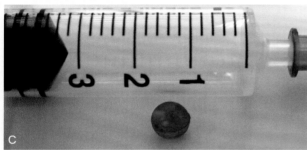

图 3-8-1
左侧外耳道异物的表现

A 和 B. 分别为水平位和冠状位 CT，可见外耳道中段圆形阴影（⇧）；C. 异物为塑料子弹

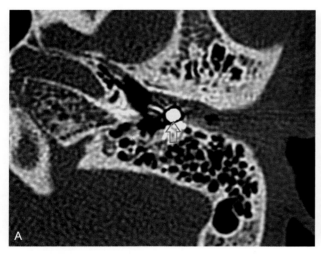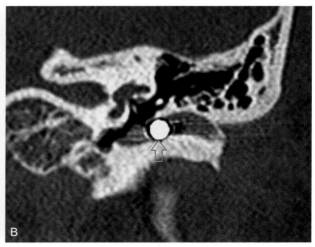

图 3-8-2
左侧外耳道金属异物（纽扣电池）的 CT 表现

A 和 B. 分别为水平位和冠状位 CT，可见外耳道深部圆形金属异物（⇧）

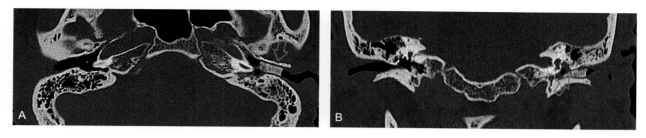

图 3-8-3
左侧外耳道异物［白矾＋龙骨（磷灰石）］的 CT 表现

A 和 B. 分别为水平位和冠状位 CT，可见左侧外耳道内充满矿物质（⇧）

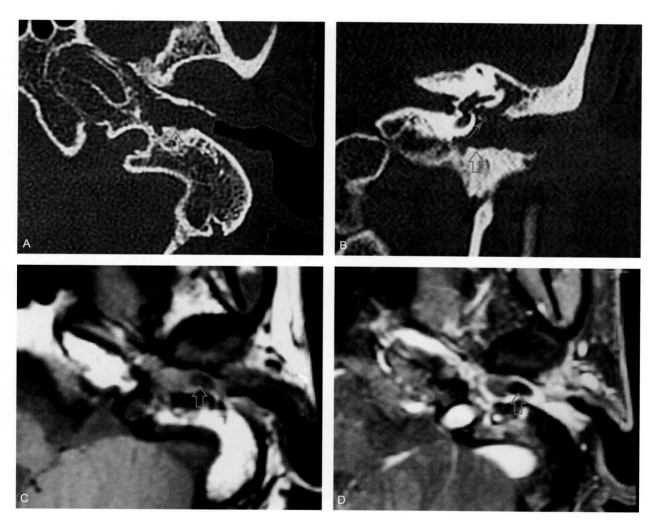

图 3-8-4
左侧中耳胆脂瘤并外耳道异物（药粉）、外耳道肉芽的影像学表现

A. 水平位 CT 示中耳、外耳道软组织影（⇧）；B. 冠状位 CT 示中耳外耳道软组织影（⇧），听小骨模糊（↑），外耳道骨质无明显破坏；C 和 D. 水平位增强 MRI 的 T_1WI 示外耳道内卵圆形边界清楚的低信号影（⇧）

二、中耳异物

中耳异物多在已有鼓膜穿孔的情况下发生，也可由电焊时的金属火花、爆炸的碎片击穿鼓膜进入鼓室等。

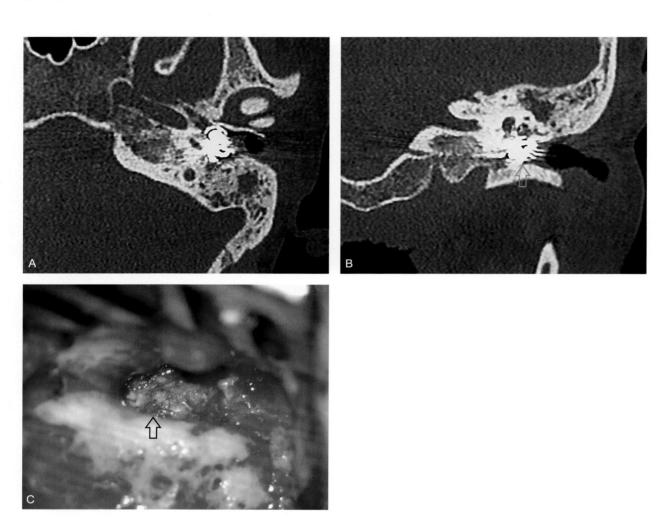

图 3-8-5
左侧鼓室重金属粉末的 CT 表现和术中所见

A 和 B. 分别为水平位和冠状位 CT，可见左侧中耳腔鼓岬表面见高强密度影，并见伪影（⇧）；
C. 异物清理后见听小骨消失，鼓岬黏膜坏死，骨质疏松（⇧）

第九节　耳硬化症

　　耳硬化症是一种病因未明的原发于骨迷路的局灶性病变，其特征是在骨迷路的包囊内形成局限性、富含血管的海绵状新生骨而代替原有正常骨质，尔后新骨再骨化变硬，因此称之为耳硬化症。若病变延之环韧带，则镫骨活动受限或固定，进而出现进行性传导性听力损失，此型称之为镫骨性耳硬化症；若病变发生在耳蜗区，则会引起感音神经性听力损失，称之为耳蜗性耳硬化症，若两者皆存在，则出现混合性听力减退，称为混合性耳硬化症。

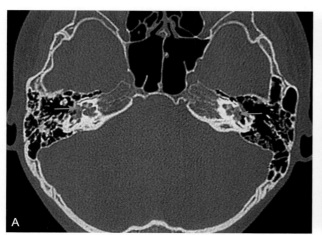
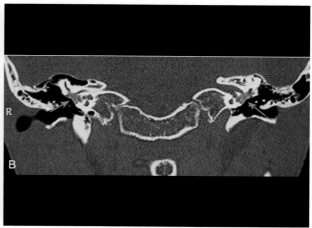

图 3-9-1
双侧镫骨性（或前庭窗性）耳硬化症的 CT 表现

A 和 B. 分别为水平位和冠状位 CT，可见双耳窗前裂处低密度影（↑）

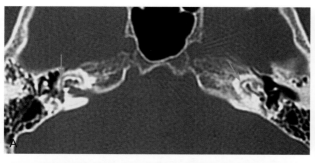
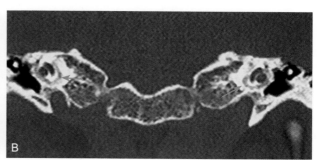
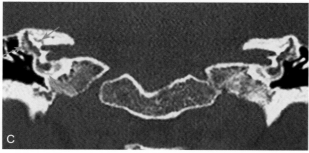

图 3-9-2
双耳蜗性耳硬化症的 CT 表现

A. 水平位 CT 示耳蜗（包括半规管）外周"月晕"样低密度影或双环征（↑）；B. 冠状位 CT 示耳蜗周围近似圆圈样低密度影（↑）；C. 冠状位 CT 示耳蜗、半规管周围均见弧形低密度影（↑）

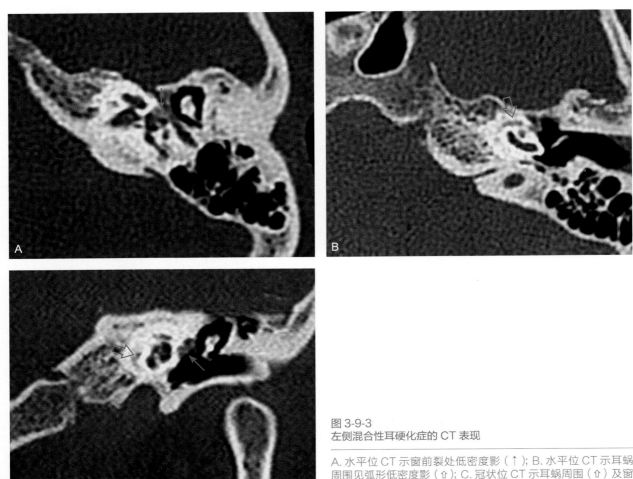

图 3-9-3
左侧混合性耳硬化症的 CT 表现

A. 水平位 CT 示窗前裂处低密度影（↑）；B. 水平位 CT 示耳蜗周围见弧形低密度影（⇧）；C. 冠状位 CT 示耳蜗周围（⇧）及窗前裂（↑）均见低密度影

第十节　自发性脑脊液耳漏

　　脑脊液耳漏多见于颅脑外伤、肿瘤侵犯或术后，自发性脑脊液耳漏少见，可能与先天性畸形（见图 3-1-44、图 3-6-1）或颅内压增高有关。

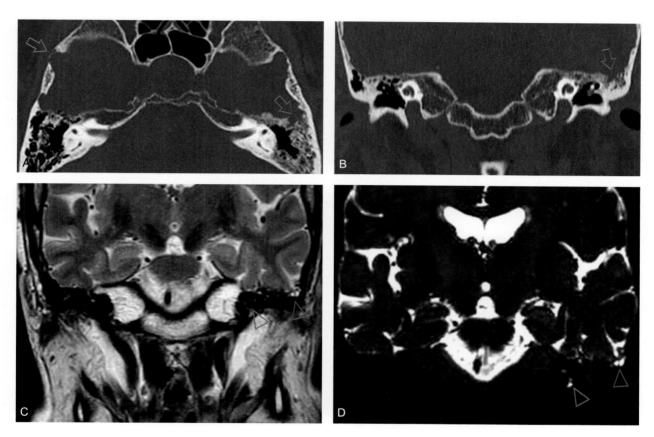

图 3-10-1
左耳自发性脑脊液耳漏（蛛网膜颗粒）的影像学表现

患者女性，61 岁。A 和 B. 分别为水平位和冠状位 CT，可见颅骨（⇧）、颞骨（⇧）骨皮质虫蚀样改变、疏松，中耳乳突气房模糊；C. 冠状位 MRI 的 T_2WI 可见对应颞骨颅中窝骨质破坏处（漏点）示高信号（△），下鼓室也有中等信号（△）；D. 冠状位 MRI 水成像，可见漏点（△），下鼓室为△，相比于 C 图其对应处均呈高信号

参考文献

1. 黄选兆，汪吉宝，孔维佳. 实用耳鼻咽喉头颈外科学. 2版. 北京：人民卫生出版社，2008

2. 韩德民. 颞骨断层解剖与CT. 北京：人民卫生出版社，2007.

3. 王正敏. 颅底外科学. 上海：上海科学技术出版社，1994.

4. 于子龙. 耳疾病与CT. 北京：人民卫生出版社，2015.

5. 于子龙. 颞骨显微CT图谱. 北京：人民卫生出版社，2019.

6. YU Z L, ZHANG L, HAN D M. Micro-CT of Temporal Bone. Berlin, Springer, 2021.

7. YU Z L, HAN D M, GONG SS, et al. Facial nerve course in congenital aural atresiaidentified by preoperative CT scanning and surgical findings. Acta Otolaryngologica（Stockh），2008, 128（12）: 1375-1380.

8. YU Z L, HAN D M, DAI H J, et al. Diagnosis of pathological exposure of mastoid portion of facial nerve by CT scanning. Acta Otolaryngologica, 2007, 127（3）: 323-327.

9. YU Z L, WANG Z C, YANG B T, et al. The value of preoperative CT scan of tympanic facial nerve canal in tympanomastoid surgery. Acta Otolaryngologica（Stockh），2011, 131（7）: 774-778.

10. YU Z L, HAN D M, GONG S S, et al. The value of scutum erosion in the diagnosis of temporal bone cholesteatoma. Acta Otolaryngologica（Stockh），2010, 130（1）: 47-51.

11. YU Z L, YANG B T, WANG Z C, et al. Reconstruction of lateral attic wall using autogenous mastoid cortical bone. American Journal of Otolaryngology, 2011, 32（5）: 361-365.

12. YU Z L, ZHANG L, HAN D M. Long-term outcome of ossiculoplasty using autogenous mastoid bone cortex.Journal of Laryngology & Otology, 2014, 128（10）: 866-870.

13. 李秋焕，常青林，于子龙. 鼓环平面与面神经垂直段位置关系的显微解剖与影像学对比观察. 中华解剖与临床杂志，2016, 2（1）: 26-30.

14. 赵晓畅，解佼佼，于子龙. 镫骨形态及其模拟病变的Micro-CT观察. 临床耳鼻咽喉头颈外科杂志，2019, 33（7）: 662-665.

15. ADAD B, RASGON B M, ACKERSON L. Relationship of the facial nerve the tympanic annulus：a direct anatomic examination. Laryngoscope, 1999, 109（8）: 1189-1192.

16. NI Y, SHA Y, DAI P, et al. Quantitative morphology of facial nerve based on three-dimensional reconstruction of temporal bone. Otolaryngol Head Neck Surg, 2008, 138（1）: 23-29.

17 FENG Y, ZHANG Y Q, LIU M, et al. Sectional anatomy aid for improvement of decompression surgery approach to vertical segment of facial nerve. J Craniofac Surg, 2012, 23（3）: 906-908.

18 ASLAN A, GOKTAN C, OKUMUS M, et al.Morphometric analysis of anatomical relationships of the facial nerve for mastoid surgery.The Journal of Laryngology & Otology, 2001, 115（6）: 447-449.

19 DIMOPOULOS P A, MUREN C, SMEDBY O, et al.Anatomical variations of the tympanic and mastoid portions of the facial nerve canal. Acta Radiologica, 1996, Suppl 403: 49-59.

20 NISHIZAKI K, MASUDA Y, KARITA K.Surgical management and its postoperative complications in congenital aural atresia. Acta Otolarynologica（Stockh）, 1999, Suppl 540: 42-44.

21 OOI E H, HILTON M, HUNTER G. Management of lateral sinus thrombosis: update and literature review. J Laryngol Otol, 2003, 117（12）: 932-939.

22 JÄGER L, REISER M.CT and MR imaging of the normal and pathologic conditions of the facial nerve. European Journal of Radiology, 2001, 40（2）: 133-146.

23 CHALJUB G, VRABEC J, HOLLINGSWORTH C, et al.Magnetic resonance imaging of the petrous tip lesions. American Journal of Otolaryngology, 1999, 20（5）: 304-313.

24 PALVA T, NORTHROP C, RAMSAY H.Aeration and drainage pathways of Prussak's space. Int J Pediatr Otorhinolaryngol, 2001, 57（1）: 55-65.

25 TSUZUKI K, YANAGIHARA N, HINOHIRA Y, et al. Tympanosclerosis involving the ossicular chain: mobility of the stapes in association with hearing results. Acta Otolaryngologica（Stockh）, 2006, 126（10）: 1046-1052.

26 RAJAN G P, LEAPER M R, GOGGIN L, et al. The effects of superior semicircular canal dehiscence on the labyrinth: does size matter? Otology &Neurotolgy, 2003, 29（7）: 972-975.

27 RAGHAVAN P, MUKHERJEE S, PHILLIPS C D. Imaging of the facial nerve. Neuroimaging Clin N Am, 2009, 19（3）: 407-425.

28 ISAACSON B. Cholesterol granuloma and other petrous apex lesions. Neuroimaging Clin N Am, 2015, 48（2）: 361-373.

29 LAKSHMI M, GLASTONBURY C M. Imaging of the cerebellopontine angle. Neuroimaging Clinics of North America, 2009, 19（3）: 393-406.

图书在版编目（CIP）数据

耳疾病与 CT / 于子龙主编 . —2 版 . —北京：人民卫生出版社，2022.7

ISBN 978-7-117-33186-9

Ⅰ.①耳…　Ⅱ.①于…　Ⅲ.①耳疾病 – 计算机 X 线扫描体层摄影 – 诊断学　Ⅳ.①R816.96

中国版本图书馆 CIP 数据核字（2022）第 102133 号

| 人卫智网 | www.ipmph.com | 医学教育、学术、考试、健康，购书智慧智能综合服务平台 |
| 人卫官网 | www.pmph.com | 人卫官方资讯发布平台 |

耳疾病与 CT
Er Jibing yu CT
第 2 版

主　　编：于子龙
出版发行：人民卫生出版社（中继线 010-59780011）
地　　址：北京市朝阳区潘家园南里 19 号
邮　　编：100021
E - mail：pmph @ pmph.com
购书热线：010-59787592　010-59787584　010-65264830
印　　刷：北京盛通印刷股份有限公司
经　　销：新华书店
开　　本：889 × 1194　1/16　印张：13.5
字　　数：380 千字
版　　次：2015 年 9 月第 1 版　　2022 年 7 月第 2 版
印　　次：2022 年 8 月第 1 次印刷
标准书号：ISBN 978-7-117-33186-9
定　　价：159.00 元

打击盗版举报电话：010-59787491　E-mail：WQ @ pmph.com
质量问题联系电话：010-59787234　E-mail：zhiliang @ pmph.com
数字融合服务电话：4001118166　E-mail：zengzhi @ pmph.com

52检